JN121734

PRIMARY-CARE
TRAUMA
LIFE
SUPPORT

元気にする外傷ケア 第2版

監修 箕輪良行
地域医療振興協会シミュレーション委員会委員
みさと健和病院救急総合診療研修顧問

編集 今　明秀
八戸市立市民病院院長

林　寛之
福井大学医学部附属病院救急科総合診療部教授

水嶋知也
船橋市立医療センター救命救急センター副部長

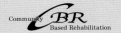
Community CBR Based Rehabilitation

付録「PTLS Mnemonics, PTLS Survey & Fixes」PDF 版ダウンロード

本書 8 ～ 13 ページの要点をまとめた「PTLS Mnemonics, PTLS Survey & Fixes」PDF 版を
以下の URL よりダウンロードいただけます。

https://cbr-pub.com/product/ptls_pocket2022.pdf

第2版　序文

　すでに Primary-Care Trauma Life Support（PTLS）開催（1997年）から四半世紀を迎え，この間におよそ 7,700 人が受講してきた．中でも 2020～2022 年の新型コロナパンデミックのなか，船橋市立医療センター，八戸市立市民病院，名古屋掖済会病院，自治医科大学さいたま医療センターでは，臨床研修医の「院内ニーズ」に応えてコース運営を続け，若い医師たちが受講した．地域医療振興協会シミュレーションセンターである SAMRAI によるマネジメントもこの10年間で確立した．

　コロナ禍でも臨床現場における実地教育の在り方が大きく問われることになったが，感染リスクが少ないシミュレーション教育は日本の卒前・卒後医学教育で定着している．特に救急医療では BLS や ACLS といった知識や技能で標準化された内容を伝授，修得する戦術として全国に普及した．PTLS がカバーしている重症外傷初期診療でも，医師国家試験に標準化された項目が出題されるようになって久しい．医療メディアでも救急医療の標準化に関してたびたび取り上げられている（救急医学 2018；42：470-471，月刊地域医学 2019；33：899-904）．

　この背景には 2004 年から制度化された医師の臨床研修必修化が大きな追い風となり，いずれの施設で研修を修了しても国民の委託に応える臨床医を養成するという大義がある．さらに国際的にも卒前医学教育における臨床実地学習の数字目標が 2,200 時間と示されて，達成期限が広く認知されたことも影響している．

　第2版の改定にあたり上記のような標準化した救急医療の普及，スマートフォンによる情報アクセスへの拡大・普及を踏まえて，この10年間の外傷診療で修正すべき事柄をテキストとしてアップデートした．執筆者は実際に PTLS のインストラクターとして全国で活動している救急医，外傷専門医の方々である．また 26 年目を迎えるにあたり新たに編者に水嶋知也 船橋市立医療センター救命救急センター副部長に加わっていただいた．船橋市医師会と船橋市消防局が創始したドクターカーに，船橋市立医療センター研修医時代から同乗して救急現場で PTLS，ACLS といった標準化された救急医療を実践され続けてきて，現在も PTLS を主催している．

　救急の外傷診療とその教育は今後とも発展，変革が加えられると予想され，緊急輸血，画像診断，関連の概念に修正が必要になるだろう．ヒト遺伝子が生物学的に有していて数万年同一のままの情報量 1 億ビットに比して，現在のデジタル社会はその百万～十億倍にあたる情報が常にアップデートし続けているという．その中で外傷診療のエッセンスを凝縮した PTLS が，皆さんにとって臨床に有益で真に価値

がある off the job training として学び続けられるものであることを願っている．この四半世紀，PTLS の継続，運営，発展に協力された関係各位に心から感謝する．

2023 年 4 月吉日　編者を代表して

みさと健和病院救急総合診療研修　顧問
地域医療振興協会シミュレーション委員会　委員
箕輪　良行

第1版　序文

　公益社団法人　地域医療振興協会が箕輪先生たちの紹介により，外傷初期診療のための教育コースである PTLS を開催したのが 1997 年，早いものですでに 15 年が経ちました．

　地域の第一線で働く一般医，なかでも外科医や救急医が標準的な外傷診療を学ぶためにシミュレーション人形や手技のための模型や臨床シナリオでトレーニングをうける教育は協会主催の PTLS から始まったと思います．地域の開業医や救急隊員，臨床研修病院の研修医や看護師が受講したり，スタッフとして参画するようになり，現在，北海道から九州まで全国で十数回，通年で実施されるほどに成長してきました．これも関係者のご苦労の賜として皆さんに感謝いたします．

　さて私も最近，北米のトマスジェファーソン大学やハワイ大学でシミュレーション教育センターを見せていただきました．スタッフの多さ，シナリオの充実と言った点からも救急，外傷のトレーニングセンターを運営する必要は十分に理解しましたが，同時に負担も大きく大変であると考えています．本協会内でも，近い将来に協会が運営する臨床研修病院の中にシミュレーションセンター（仮）を設置する予定です．規模，施設内容，スタッフといった点で是非とも，効率的な研修が実施できるようにしたいと衆知を集めて検討しています．

　今後とも卒前教育における OSCE のようにシミュレーション教育は，医師ばかりでなく多職種においても生涯教育のツールの一つとして普及していき，ますます重要になると認識しています．

　PTLS を受講される皆様に従来のテキストから改訂され編集，出版された本書を手にとっていただけるようになったことを誇りに思います．また執筆にあたられた方々にはお礼申し上げます．読者の皆さまには，本書を使用してコースでの経験とともに PTLS をいつまでも実際の診療に活かしてもらえましたら光栄です．最後になりましたが，出版にあたり編集作業でご尽力いただきました（株）シービーアールの三輪 敏氏に深謝します．

2012 年 4 月吉日

公益社団法人　地域医療振興協会　理事長

吉新　通康

目　次

理　　論

実　習

執筆者一覧 (執筆順)

箕輪良行　　みさと健和病院救急総合診療研修顧問

林　寛之　　福井大学医学部附属病院救急科総合診療部

水嶋知也　　船橋市立医療センター救命救急センター

岩田充永　　藤田医科大学救急医学・総合内科学講座／同病院副院長

吉村有矢　　八戸市立市民病院救命救急センター

今　明秀　　八戸市立市民病院院長

大庭正敏　　仙塩総合病院内科

山田康雄　　国立病院機構仙台医療センター総括診療部長／救命救急部長

平尾明美　　千里金蘭大学看護学部

佐藤千雪　　八戸赤十字病院看護部

北川喜己　　名古屋掖済会病院副院長／救命救急センター長

萩原康友　　名古屋掖済会病院救命科

渡邉紀博　　燕労災病院（済生会新潟県央基幹病院）救急総合診療科

近藤英史　　八戸市立市民病院救命救急センター

本多英喜　　横須賀市立うわまち病院副院長／救命救急センター長

河野慶一　　国立病院機構千葉医療センター救急科

野田頭達也　八戸市立市民病院救命救急センター長

菅野圭一　　北毛保健生活協同組合北毛診療所

竹島茂人　　沖縄県立八重山病院救急科

清水彰一郎　プライムコーストみなとみらいクリニック内科

北澤公男　　介護老人保健施設有明苑療養部

昆　祐理　　聖マリアンナ医科大学病院救命救急センター

松本純一　　聖マリアンナ医科大学病院救命救急センター／救急放射線

須網和也　　名古屋掖済会病院救命救急センター

（敬称略）

PTLS 講習会コースの概略

みさと健和病院救急総合診療研修顧問
箕輪　良行

Vertical resuscitation

　救命救急センターでは重症外傷患者が搬送されるとチームで対応します．頭の側に立つ者は気道確保と呼吸管理，右側に立つ者は静脈路確保，左側は開胸のチャンスを待つ，右大腿は動脈採血やバルーン導尿，看護師は記録と資源管理，ケアといったように立ち位置で役割が決まっています[1]（図1）．このようなアプローチを horizontal resuscitation と呼ぶのに対して PTLS では vertical resuscitation，時系列に従って最初に A（Airway 気道），B，C…という流れを学習します．後者は医師1人，看護師1人といった限られたリソースで取りこぼしなく診療するために有用で安全な方法です．

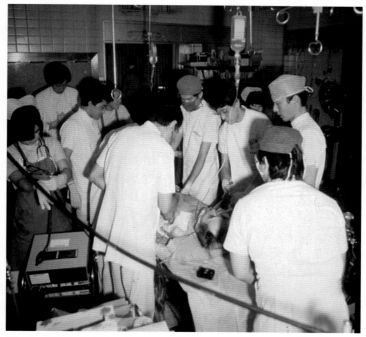

図1　Horizontal resuscitation

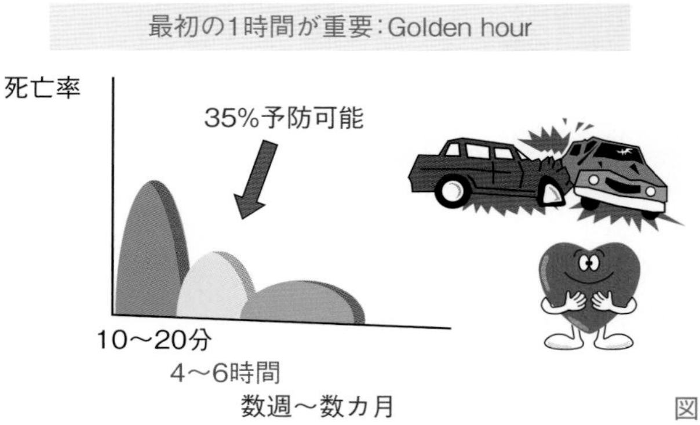

最初の1時間が重要：Golden hour

図２　外傷死亡の３相分布

外傷死亡の３相性

　外傷は疾病として３相性（図２）の死亡を呈します[2]．第１相は死亡事故直後の現場，第２相は受傷１時間から（図では４〜６時間），第３相は数日から数週間に発生します．第１相が全死亡の約半数を占め直接外力が人体に作用して生じる損傷によるもので救命の可能性が低く，自動二輪のヘルメット着用，自動車シートベルト着用，飲酒運転禁止といった予防しか低減策はありません．第２相は第一線の医療施設で発生した多発外傷や頭蓋内損傷が原因であり，気道確保，出血コントロール（止血，輸液・輸血），胸腔チューブ挿入といった適切な処置で30〜40％は救命可能です．

Preventable Trauma Death（PTD）とは

　ここで生じる死亡を Preventable Trauma Death（PTD）と言い，初期１時間の蘇生処置が外傷患者の予後を左右します．実際に70年代の北米でベトナムの戦傷医療に従事した軍医である一般外科医たちが国内での外傷死亡が戦争現場に比しても悪いことに気づき，その原因として外傷専門医の不足，外傷センターがないといった不備を指摘して，外傷診療システムの構築を訴えました．重症外傷患者の多くが最初に搬送される第一線医療機関での適切な医学的判断と処置が救命率を向上させるわけです．第３相は根本的な手術，集中治療，感染管理のような病院全体の力量にかかわっています．PTD の実態に関して北米では1960年代後半に25.6〜51.5％であったのが’80年代には0.9〜20.7％に減少しました（図３）．一方，日本では過去の実態は不明で，2003年に報告された研究で40％程度と予想されました．日本でも外傷患者登録が2004年から実施されて施設によって PTD を１〜２％台としています．国際的には外傷の非手術的治療の移行，救急医学の成熟，欧州やカナダにおける非外科医の外傷治療成績を背景に，2000年代から PTD や３相性死亡の妥当性を再検証する報告がいくつか発表されました．欧州の9,805症例のデータでは，外傷死亡の

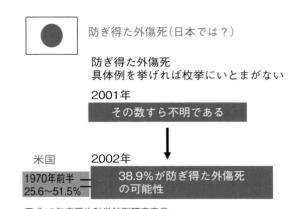

図3　防ぎ得た死（Preventable Trauma Death）日米の比較

大半は受傷後1時間以内に起こり，時間の経過とともに減少するカーブを示しました（図4）．アメリカ外科学会（ACS）はこのような中で，2012年1月，PTDの呼称を「改善の余地のある予期されなかった死亡」（unanticipated mortality with opportunity for improvement）へ変更されています[3]．

Advanced Trauma Life Support（ATLS）

　米国でその契機となったのは1976年にネブラスカ州の田舎で，操縦していた飛行機の事故で受傷した整形外科医が，自分と家族の受けた外傷治療の質が低かったことから州都リンカーンで外傷初期診療コースを創設しました[4]．州の救急医療関係者が中心となりモデルコースを作り，それを1978年からACSが全国レベルのプログラムへと発展させ，外傷委員会が担当してglobal standardとして確立したのがAdvanced Trauma Life Support（ATLS）で世界の外傷診療の標準となりました．

　このように外傷初期診療の標準化は北米のATLSから始まりアメリカ外科学会が海外に輸出しました．およそ年に2カ国程度の速さで普及していきアジアでもシンガポール，香港は正式にその標準を導入しました．私たち（林寛之，箕輪良行）はATLSをそれぞれ1995年前後に北米で受講し，その意義を確信してわが国への輸入を願って1996年から行動しました．まずACS外傷委員会に直接手紙を書いて打診したところ，カウンターパートである日本外科学会に相談するように指導されました．日本外科学会の出月康夫先生に相談したところ，日本外傷学会の小林国夫，前川和彦両先生を紹介されました．ちょうどそのころ日本でもATLSが話題となりはじめていました[5]．日本外科学会が受け皿になるのは困難とわかり，出月先生が代表であられたアメリカ外科学会日本支部での対応も検討され

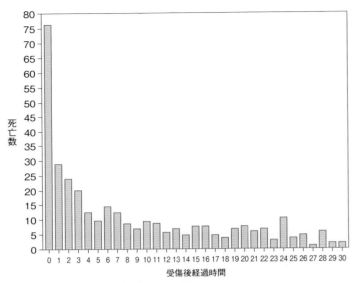

図4　受傷後経過時間と死亡数の関係
初期30時間以内の死亡数分析では1時間以内に76/659
（11.5％）が1つのピークであり，24時間以内で310/659
（47％）が死亡した．

ましたがこちらも無理でした．日本救急医学会でもACSのロイヤリティーが10万ドルと
高額であることと，テキストの和訳が認められないことといった困難から見送りとなりま
した[6]．

Primary-care Trauma Life Support（PTLS）

　自治医科大学卒業医である編者らは，へき地・離島で勤務する総合医は人口が少ないへ
き地でも1年1回程度は交通事故傷病者に遭遇した経験があるので，ATLSの一部を模倣
したPrimary-care Trauma Life Support（PTLS）が必要であると考えて1997年から実際の1
日コースを考案して開始しました[7]．また教材として「PTLSコーステキスト」を，1996年
に地域医療振興協会から発行し，編者らの他に本松茂（現共済病院理事長），杉山健（元千
葉こども医療センター脳外科）の各先生が執筆しています．
　実際の講習会は自治医科大学大宮医療センター，福井県立病院，船橋市立医療センター，
名古屋掖済会病院，麻生飯塚病院，八戸市立市民病院，宮城県医師会，横須賀市立うわま
ち病院，京都大学病院といった施設で定期的に開催して2022年末で約7,700人が受講して
います．コースは1日約8時間で前半が概要，Primary Survey（以下PS），胸腹部骨盤外
傷，頭頚部外傷といった9つの講義，後半はPS，シーツラッピング，FAST，穿刺切開（胸

表1　学習法の種類と特徴

医療における効果的な学習
OJT（on-the-job-training） 仕事をしながら学ぶ：ベスト
OffJT（off-the-job-training） 仕事を離れて学ぶ：次善
成人学習とは
・成人のための教育学（andragogy） 　経験，自発，需要，責任
・小児を対象とした教育学（pedagogy） 　発達，強制，導き，遊び

腔，心囊，輪状甲状靭帯），画像（パン CT，X 線）といった 4 つのスキルステーションと
5 つの臨床ケースシナリオによる PS と Secondary Survey（以下 SS）の診療技能シミュレー
ションから構成されています．

PTLS とその他の標準との違い

　わが国の外傷初期診療の標準である JATEC の開発に PTLS 関係者は参画しており，実際
に PTLS は JATEC ときわめて緊密です[8]．したがって**PTLS は ATLS から始まり JATEC で
標準化されたわが国の外傷初期診療に準拠したものです**．外傷蘇生という観点からいうと
JATEC はあらゆる傷病者に対して蘇生の専門家である救急専門医に必須の内容であり，一
方 PTLS は外科，脳外科，整形外科，プライマリケアといった外傷治療に関連した各科専
門医や，臨床研修の場である救急診療で重症外傷に遭遇する研修医に手頃な内容といえま
す．実際に 2009 年から日本外科学会の協力のもとに正式にわが国に導入された Damage
Control Surgery，体幹外傷手術スキルの教育研修である Advanced Trauma Operative Manage-
ment（**ATOM**）コースでは受講する外科医の資格要件として PTLS も指定しています[9]．

　PTLS のような診療現場を離れて行われる off-the-job-training コースは受講者が資格を有
する医療専門職であり，原理は成人学習理論に則っています．これは ACLS，PALS，FCCS
といったコースも同様で，方略として実技を重視した問題解決型学習 PBL に依っていま
す．標準化された外傷診療が普及する前から，臨床の第一線で多くの傷病者を救命してき
た多くの先人の医療スタッフが受講することもあり，PTLS でも成人学習・PBL を重視し
ています．従来からの一方的な講義に比べて，これらの教育戦略は受講生の満足度は高い
のですが，他方，指導スタッフや部屋のスペースが不足しがちなこと，準備と指導時間が
かかること，評価が難しいことといった欠点があります．

　外傷死を減らすには病院前からの外傷ケアが重要となりますが，わが国では現場活動を
担う救急救命士に対して院内で実施される外傷初期診療に連結した内容の JPTEC が標準

となっており，PTLS や JATEC の PS，SS と共通する概念で構成される内容となっています．また，自然災害に襲われた地域で展開される救護所で活動する医師のために，新たに救護所 PTLS を 2012 年から開始しています．

JPTEC/PTLS デモ

デモンストレーションの目的

①主として院内での診療しか経験のない PTLS 受講者に院外，病院前における外傷初期診療の実際を見てもらう

②ER レベルでの外傷初期診療の流れを実際に見てもらい PTLS 講義と実習で行う学習のゴールを認識してもらう

③PTLS コースの導入として受講生にとってアイスブレークとなるように親しみを抱けて，満足度を高めるようなパフォーマンスを見せる

デモンストレーションの実際

①デモンストレーションをするのには，救急隊 3 名，傷病者役 1 名（人形で代用可能），研修医 1 名，看護師 1 名（省略可能），現場目撃者 1 名（省略可能），指導医 1 名をあらかじめ予定して確保する．

②シナリオは交通事故，高エネルギー損傷で Load & Go 症例とする．具体的には「30 代男性，バイク走行中単独事故，右カーブを曲がり切れずにガードレールで 5 m 飛ばされて，仰臥位で倒れていた．会話可能，呼吸早く弱い，脈速く弱い．ヘルメット装着のままで，左胸部打撲痕，左大腿変形開放骨折で出血あり」

③救急隊の現場活動は JPTEC に準ずる．目的 1 を達成するためには「隊長，二番員，三番員ともにゆっくりやって，受講生に見せてください，傷病者の左側を受講生側にするようにしてください」とする．

④救急隊はバックボードによる傷病者の全脊椎固定のあとに車内収容，First call，継続観察，Second call，という流れを簡単にデモする．

⑤研修医，指導医，看護師（必須ではない）は院内 ER で PTLS を実施する．この際にアイスブレークを意図して傷病者の超致死的損傷の見落としが外傷死を発生する場面を演じて見せることもできる．また PTLS の Primary Survey（PS），Secondary Survey（SS）で冗談を交えて印象的にデモする工夫をする．

⑥液晶プロジェクターで PC にある SimMan，あるいは「シムヤン」を使ってシナリオに合わせたバイタルサイン，心電図，パルスオキシメーターのモニター値を表示する．

⑦実際の JPTEC/PTLS に関しては，DVD「まちがいのない救急基本手技」（今明秀指導監

修：シービーアール，2010）に従う．

⑧PTLS 看護師コースを併設する場合にはデモンストレーションを両コースで共通カリキュラムとすると時間が節約できる．

文　献

1）日本外傷学会・日本救急医学会（監），日本外傷学会外傷初期診療ガイドライン改訂第6版編集委員会（編）：外傷初期診療ガイドライン JATEC 改訂第6版．へるす出版，2021，p4

2）Trunkey DD：Trauma. Accidental and intentional injuries account for more years of life lost in the U.S. than cancer and heart disease. Among the prescribed remedies are improved preventive efforts, speedier surgery and further research. Sci Am 249（2）：28-35, 1983

3）箕輪良行：外傷センターとこれからの外傷診療．レジデントノート 18（11）：2187-2194，2016

4）American College of Surgeons, Committee on Trauma：ATLS, advanced trauma life support program for doctors. 6th ed, American College of Surgeons, Chicago, IL, 1997, pp11-12

5）Letter to the editor. 日救急医会誌 11：71-74，2000

6）箕輪良行：いずみ 49（4）：2-3, 2002

7）箕輪良行：プライマリケア外傷初期診療（Primary-care Trauma Life Support, PTLS）コースの開発．日外傷誌 14（1）：6-13，2000

8）日本外傷学会外傷研修コース開発委員会（編）：外傷初期診療ガイドライン．第1版，へるす出版，2002，x iii

9）箕輪良行：ATOM コース開催はわが国の外傷診療に妥当であるか？　日外会誌 111（Suppl）：25-27，2010

Primary-care Trauma Life Support

目的
- ◆ 外傷患者を素早く見逃しなく診られるようになる
- ◆ 外傷治療の ABCDE を理解、実践できるようになる

福井大学医学部附属病院
救急科総合診療部
林　寛之

ポイント
- ◆ Primary Survey(+Resuscitation phase 蘇生術) →Secondary Survey→Definitive Care phase 最終治療　の流れをつかむ
- ◆ Airway: いつ挿管すべきか適応を知る。頚椎保護を忘れない。
- ◆ Breathing: 初期評価で見つけるべき超致死的胸部外傷6つの病態「TAF3X」を覚え、早期発見積極的治療につとめる
- ◆ Circulation: Shock の鑑別治療。輸液・輸血法を知る。出血源 MAP をいち早く探し出す。 FAST & X-ray：出血部位同定を急ぐ。バイタルサイン不安定なら CT は後回し
- ◆ Dysfunction of CNS: 切迫する D を探す。LLL チェック。頭蓋内圧亢進のサインを知る
- ◆ Exposure: 脱衣、Environmental control:低体温予防
- ◆ 外傷 Pan-scan CT の適応を知る
- ◆ Secondary Survey: 頭の先から足の先"Head to Toe"まですべて見逃さずにチェックする "FIXES"で見逃しチェック
- ◆ 重症になる可能性を見逃さない(バイタルサイン不安定になったら⇒ABCD を繰り返す)

外傷治療の流れ

Golden hour 最初の1時間が鍵

Primary Survey 評価 ABCDE
A: Airway　　　　　気道
B: Breathing　　　　呼吸
C: Circulation　　　循環
D: Dysfunction of CNS　　神経
E: Exposure　　　　脱衣
　　Environment　　　低体温予防

同時進行

Resuscitation ABC
バイタルサイン不安定⇒ABC を治療する
A: 100%酸素、気管挿管、外科的気道確保
B: 人工呼吸、胸腔チューブ
C: 輸液・輸血、止血術(手術、TAE)
適宜 経鼻胃管、尿道カテーテル
※注意:D の治療は Secondary Survey で

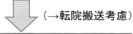
(→転院搬送考慮)

Secondary Survey
切迫する D⇒外傷 Pan-scan CT
"Head to Toe" "Front to Back"
　◎頭の先から足の先まで
　◎背中もチェック
"Fingers & Tubes" in every orifice
　◎「すべての穴に指と管を」
FIXES
ABCD を繰り返しチェック

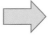

Definitive Care Phase 最終治療
その他検査・治療
手術、TAE、骨折固定
抗菌薬・破傷風予防
コンサルト、転院搬送

Primary Survey 一次観察

Primary Survey は 2～3 分以内に終わるようにする！同時進行で評価しよう！

A Airway & Cervical spine immobilization 気道確保と頚椎保護
- きちんと話せれば OK・気道閉塞？→気道確保、吸引
- 気管挿管の適応
  ①気道閉塞②換気障害(100%酸素投与でも SpO₂＜90%)③高度ショック④切迫する D
- ★ 気道閉塞の最も多い原因は舌根沈下！(GCS≦8 点の昏睡は気管挿管を)
- ◆ 気管挿管は頚椎保護しつつ行う。可能ならビデオ喉頭鏡、気管支鏡、ブジーを使用
- ◇ 経鼻挿管禁忌：前頭蓋底骨折疑い：パンダの目(raccoon's eye)、髄液鼻漏、顔面のつぶされた外傷

頚椎固定の適応	
頚部痛	頚髄損傷を疑わせる神経所見あり
鎖骨より上に外傷がある場合	受傷機転より疑われる場合(急速減速性外傷、転落など)
頚部痛を訴えられない患者群	・意識障害　　　　・中毒患者(アルコール、薬物) ・精神疾患患者　　・他部位の激痛で注意をそがれる場合

B Breathing 呼吸
- "Look, Feel , Listen"(見る、聴く、触れる)、呼吸状態の評価、頚の診察も忘れないこと
- ★ 超致死的胸部外傷 ［**TAF3X**］または「**ケガ来た、ドキドキ**」と覚える

> ケガ来た
> ドキドキ

超致死的な胸部外傷	Dr.林の「TAF な3X」	「ケガ来た、ドキドキ」	
cardiac **T**amponade	心タンポナーデ	ケ	血胸(大量)
Airway obstruction	気道閉塞	ガ(カ)	開放性気胸
Frail chast	フレイルチェスト	キ	緊張性気胸
tension PT**X**(pneumothorax)	緊張性気胸	タ	(心)タンポナーデ
open PT**X**	開放性気胸	ド	動揺胸郭
massive HT**X**(hemothorax)	大量血胸	キド	気道閉塞
Tracheo-bronchial disruption	気管気管支断裂	キ	気管気管支断裂

TAF3X

注意：米国 ATLS ガイドラインでは気管気管支断裂も超致死的胸部外傷とみなす

C Circulation 循環

> ショック→**MAP** (胸、腹、骨盤探せ)
> **Massive HTX, Abdmen, Pelvis**

- ショックの有無　　　外傷＋頻脈＋冷感→ショックを疑う！
  意識、皮膚色、脈(脈拍触知：頚動脈＞60 mmHg、大腿動脈＞70、橈骨動脈＞80)
  capillary refill(爪を押さえて離したとき、ピンクに戻るまでの時間；2.5 秒以上で遅延)ただし信頼性低い
- 外出血は圧迫止血(compression)が基本、四肢の大出血はターニケット使用
- 初期輸液はリンゲル 1L まで。循環破綻では大量輸血プロトコール
- ショックがあれば、まず出血源を探せ(胸・腹・骨盤)　FAST & X-ray

> **FAST&X-ray**
> を早く早く！

- E-FAST (Extended Focused Assessment with Sonography for Trauma) 超音波
  心嚢(→心タンポナーデ)、モリソン窩・脾周囲・膀胱周囲(→腹腔内出血)、血(気)胸も探す
  気管挿管下に陽圧換気を行う場合、気胸疑い(肺エコーは基本 Secondary Survey で)
- X 線検査：　ポータブル X 線⇒胸部、骨盤

D Dysfunction of CNS 神経　切迫する D→脳ヘルニア徴候、「LLL」をチェック！

> LLL を素早くチェック！
> **LOC**(Level of cons.)
> 　GCS≦8　JCS≧30
> **L**ight reflex, pupil size
> **L**aterality 左右差

- GCS をチェック(GCS≦8、経時的変化をみる△GCS2 点以上低下！)、JCS≧II-30
- 瞳孔：大きさ、対光反射(対光反射消失＋散瞳≧4mm)、瞳孔不同(△≧1mm)
- 四肢動きの左右差
- 切迫する D→①SS 最初に**外傷 Pan-scan CT** ②脳外科コール ③気管挿管

E Exposure：すべての患者を脱衣・必要なら服を切る！
　 Environmental control：低体温予防！輸液の加温、毛布など

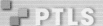

Resuscitation Care Phase　蘇生術

- Primary Survey と同時に行う・・・*蘇生は ABC を治す！（D の治療は SS で）*

A　気道確保：外傷患者すべてに100%酸素投与（リザーバー付きマスクで酸素 10～15L）
　　下顎挙上、サクション、エアウエイ、気管挿管、輪状甲状靭帯穿刺・切開
　　C　頚椎保護は継続を。バックボードは早期にとる（2 時間以内）

B　呼吸：「TAF3X」を見つけたらすぐに治すべし（胸腔穿刺、胸腔ドレナージ、心嚢穿刺など）

C　循環：2 カ所以上輸液路確保、採血、血液型・交叉、加温輸液（リンゲル）、圧迫止血
　　患者の血液型が不明のとき：緊急輸血 RCC は O 型、FFP は AB 型（妊娠可能女性は Rh－で）
　　大量輸血するなら RCC：FFP：Plt＝1：1：1　リンゲル入れ過ぎは希釈性凝固障害となる（1L までとする）
　　　　※大量輸血：RCC>8 単位（1 時間以内）、>20 単位（12～24 時間）
　　　　※大量輸血予想：以下 4 項目中 2 項目以上（FAST+, BP≦90, P>120, 穿通性外傷）
　　Permissive hypotension BP 80-90mmHg と低めも許容
　　　　例外：頭部外傷合併出血性ショック（BP≧100mmHg 平均動脈圧≧90mmHg CPP 50-70mmHg）
　　ECG モニター、SpO2 モニター、経鼻胃管と尿道カテーテル禁忌に注意

経鼻胃管の禁忌		尿道カテーテルの禁忌	
顔面の潰された外傷	髄液鼻漏	尿道口からの出血	陰嚢血腫
パンダの目（raccoon's eye）		大きな骨盤骨折	大きな会陰裂傷

- ★ ショックの治療；　出血性ショックに昇圧剤は使わない！
　　　　大量血胸⇒胸腔チューブ、手術　　腹腔内出血⇒手術、TAE
　　　　重症骨盤骨折⇒TAE、骨盤固定緊急処置（シーツラッピング、骨盤固定器具、創外固定）
- ★ 出血性ショックの最も有効な手段は輸液、輸血、早期の止血操作！
- モニター：ECG、BP、SpO2

Secondary Survey

切迫する D なら SS 最初に
外傷 Pan-scan CT

- ★ AMPLE history と*外傷メカニズム*をチェック！

AMPLE ヒストリー		
A	Allergy	アレルギー
M	Medication	薬
P	Past history	既往歴
	Pregnancy	妊娠、生理
L	Last meal	最終経口時間・物
E	Event	状況
	Environment	事故の場所・環境

外傷受傷機転：高エネルギー外傷のキーワード
- 車外に放出（完全・不完全）　　・同乗者の死亡
- 車内変形＞45cm　　　　　　　・車載記録参照
- 患者の座席の横のドアの変形＞30cm
- 成人墜落　＞6m（3F の高さ）
- 小児墜落　＞3m（2F の高さ）or ＞身長×2～3
- 人 vs 車：はね飛ばされた、乗り上げられた、＞30km/h
- バイク事故＞30km/h

- ★ 「切迫する D」なら SS 最初に外傷 Pan-scan CT を
- ★ "Head to Toe" 「頭の先から足の先まで」、"Front to Back" 「背中も」
- ★ "Fingers & Tubes into every orifice" 「すべての穴に指と管を」
　　Don't forget; 経鼻胃管、尿道カテーテル、直腸診（症例選択して）
　　　　　　　　鼓膜内出血、髄液鼻/耳漏

直腸診	・出血
	・肛門挙筋
	・直腸壁損
	・骨盤骨折

　　　　　　　　Head　　頭蓋底骨折サイン　　➡
　　　　　　　　瞳孔、脳ヘルニア、陥没骨折

| パンダの目 "raccoon's eye" | 髄液鼻瘻・耳瘻 |
| Battle sign（耳介後部出血斑） | 鼓膜内出血 |

① Face　　気道閉塞以外はあわてない
② Neck　　圧痛、変形、気管偏位、頚静脈怒張、皮下気腫、動脈損傷
　　　　　　鎖骨以上の外傷→頚椎損傷を疑う　頚椎 X 線なら→3方向（正面、側面、開口位）
　　　　　　頚椎 CT を優先

③ Chest　致死的胸部外傷　覚え方「PATBED2X」または「**大きいショック、心配だ**」

大きいショック
心配だ

「PATBED
2X」

致死的な胸部外傷　「PATMED」		「おーきーショック、心配だ」	
・**P**ulmonary contusion	肺挫傷	**お**	横隔膜ヘルニア
・**A**ortic disruption	胸部大動脈断裂	**き**	気管気管支断裂
・**T**racheo-bronchial disruption	気管気管支断裂	**ショック**	食道断裂
・**B**lunt cardiac injury	心挫傷	**心**	心挫傷
・**E**sophageal disruption	食道断裂	**配(肺)**	肺挫傷
・**D**iaphragmatic herniation	外傷性横隔膜ヘルニア	**だ**	大動脈断裂
・**2X**　PTX・HTX	気胸・血胸		

　　絵で覚えても良い(真ん中3つ:大動脈、食道、気管気管支、心、肺、横隔膜)☞

④ Abdomen　　**(1) 出血(エコー再検)、(2) 腹膜炎(腹膜刺激症状)**
　　　　　　E-FAST　気胸も含めて E-FAST 再検
　　　　　　腹部所見が当てにならない場合積極的に検査(造影 CT)
　　　　　　　　意識障害、アルコール・中毒、頚髄損傷、他部位の大損傷を伴う場合、妊婦など
　　　　　　バイタルサイン不安定→頻回 E-FAST を(腹腔内出血、心タンポナーデも)
　　　　　　バイタルサイン安定→CT

⑤ Pelvis　　動揺性のチェック　　**前方骨盤環骨折→尿道膀胱損傷、後方骨盤環骨折→大出血!**
　　　　　骨盤骨折疑い強いときは用手診察は**1回のみ**に制限、または X 線、CT で判断
　　　　　X 線:**仙腸関節＞1cm、恥骨結合＞2.5cm、Malgaigne・open book など不安定骨折**
　　　　　すぐ輸血準備、骨盤固定具、TAE、創外固定
　　　　　60 歳以上の不安定骨盤骨折は早期に TAE 施行

⑥ Genital　　　尿道カテーテルの禁忌はないか、直腸診／内診

⑦ Extremity　　Perfusion/Alignment/Function(骨折→末梢拍動と神経チェック)
　　　　　　開放骨折、関節内骨折、コンパートメント症候群

⑧ Neurological　GCS(Glasgow Coma Scale)、JCS(Japan Coma Scale: 3-3-9 度)
　　　　　　神経学的左右差、瞳孔不同、意識レベルの変化など　Do complete exam.

⑨ Back　　　背中の診察を忘れない　Log roll 法、または Flat lift 法(骨盤骨折)

★ "**FIXES**"　　Secondary Survey で見逃しをしないために!覚え方

F	Finger & Tube:すべての穴に指と管、尿道カテーテル、経鼻胃管、直腸診、耳鏡(鼓膜内出血)
I	iv, im　輸液、輸血、抗菌薬、破傷風予防
X	X 線　　**ルーチン→胸部正面、骨盤**、受傷部位、CT(バイタルサイン安定時)
E	ECG　　12 誘導心電図
S	Splint　骨折のシーネ固定

★ Don't forget　抗菌薬/ 破傷風予防:破傷風トキソイド、破傷風グロブリン

破傷風予防接種歴	破傷風になりにくい創		破傷風になりやすい創	
	Td	TID	Td	TID
不明または2回以下	＋	－	＋	＋
3回以上	－(※)	－	－(¶)	－

7歳以下の小児なら Td ではなくDTP を使用する
※・・・最後の接種が 10 年以上前なら＋　　　¶・・・最後の接種が5年以上前なら＋
☑破傷風になりにくい創: 受傷後 6 時間以内、線状、深さ 1cm 以下、鋭的損傷、感染－、壊死組織－、汚染－
☑破傷風になりやすい創: 受傷後 6 時間以上、挫滅創、深さ 1cm 以上、鈍的損傷、爆裂創、凍瘡、感染＋、壊死
　　　　　　　　　　組織－、汚染＋(糞便、土、唾液など)、神経血管損傷合併

★ 状態の変化を見たら必ず ABCD に戻って再チェックする

Definitive Care Phase　　最終治療

　　　・手術　　・搬送　　・コンサルト

まとめ　　外傷初療成功のカギ

まず深呼吸、落ちつくこと

Primary Survey & Resucitation　プライマリーサーベイと蘇生術

① 頭の中で常に ABCDE を繰り返し、ABC の異常を見つけたらすばやく蘇生

② 超致死的な胸部外傷を見逃すな！「TAF3X」「ケガ来た、ドキドキ」

③ 胸腔、腹腔、骨盤 MAP の出血源を探すべし！　FAST & X線(胸・骨盤)を早く CTは後！

④ 出血性ショックで最も有効な手段は輸液・輸血＋早期止血

⑤ 切迫する D を探せ（脳ヘルニア徴候）⇒SS の最初に外傷 Pan-scan CT を！

Secondary Survey

⑥ 頭の先から足先まで、背中も忘れるな

⑦ すべての穴に指と管を、バイタル安定＝しっかり検査(CT、内視鏡など)

⑧ 致死的胸部外傷「PATBED2X」「大きいショック、心配だ」

⑨ FIXES 呪文を唱えるべし

⑩ AMPLE ヒストリーと外傷機転を要チェック

落とし穴注意

○Pitfalls in Primary Survey

Airway	R/O:気道異物、上顎下顎骨折、気管喉頭断裂、頚椎損傷
Breathing	R/O:緊張性気胸、肺挫傷を伴うフレイルチェスト、開放性気胸、大量血胸、気管内出血、片肺挿管
Circulation	R/O:胸腔/腹腔内出血、骨盤/大腿骨折、穿通性血管損傷、外出血
Disability	R/O:頭部外傷、低酸素、ショック・アルコール／中毒／低体温

○Pitfalls in Secondary Survey

Head	前房出血、視神経障害、レンズ脱臼、頭部外傷、後頭部裂創
Maxillofacial	気道閉塞、頚椎損傷、顔面大骨折、涙管損傷、顔面神経損傷
Neck	頚椎損傷、食道損傷、喉頭気管損傷、頚動脈損傷
Chest	PATBED2X ⇒胸部 X線だけでは見つからない
Abdomen	肝脾損傷、腸管、腰椎損傷(シートベルト)、膵損傷、腹腔内血管損傷、腎損傷、骨盤損傷、腸間膜損傷
Genital	尿道損傷、直腸損傷、膀胱損傷、膣損傷
Musculoskeletal	脊椎・脊髄損傷、血管損傷合併、骨盤骨折、指骨折
Neurologic	頭蓋内圧上昇、硬膜外・下血腫、陥没骨折

輸血オーダーの目安　　RCC:FFP:血小板＝1:1:1

- **ショックがあれば**　　　　　→8単位オーダー
  　　→正常血圧から 40mmHg 低下するごとに 8単位ずつ追加
- **Hb<7g/dL**　　　　　　　　→8単位
- **顕性出血＞500cc または肉眼的消化管出血**　→8単位
- **緊急手術**　　　　　　　　→予測出血量 1L に対して 8単位ずつ追加オーダー
- **大量輸血**　　　　　　　　→RCC:FFP:Plt=1:1:1
  大量輸血予想≧2/4 項目（①FAST＋、②BP≦90mmHg、③P≧120、④穿通性外傷）

~mary Survey のキモ

PTD（Preventable Trauma Death）
防ぎうる外傷死をなくすんだ！

暗記！覚え方！
①「TAF3X」 ② MAP ③切迫する D

~rimary Survey で探す疾患		探し方
-Tamp	心タンポナーデ	FAST
~W obst.	気道閉塞（気管内出血含む）	身体所見
~lail chest	フレイルチェスト	身体所見
-PTX	緊張性気胸	身体所見
~pen PTX	開放性気胸	身体所見
~lassive HTX	大量血胸	胸部 X 線、FAST
~bdomen	腹腔内出血	FAST
~elvis	後腹膜出血（不安定骨盤骨折）	骨盤 X 線
切迫する D　LLL	切迫する D・脳ヘルニア徴候	身体所見

~イタルサイン不安定なら CT は御法度！
~rimary Survey と同時進行で行う蘇生術は ABC のみ
~ABC の治療が、D の治療よりも優先される！
~D は評価のみ。D の治療は Secondary Survey で行う
~切迫する D＋バイタルサイン安定⇒Secondary Survey の一番最初に外傷 Pan-scanCT を
~発外傷の死因の半数は頭部外傷なので早期外傷 Pan-scan CT を
~傷 Pan-scan CT 単純 CT（頭～骨盤）＋造影（頚椎～骨盤）
~異常に強くなれ！『FIX-C 「C を治せ」』と覚えよう！

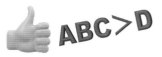

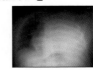

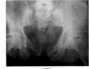

~え方「FIX-C」

~ST	エコー（心タンポナーデ、腹腔内出血、血気胸）
	輸液、輸血
~ray	ポータブル X 線 ⇒ 胸部、骨盤
~mpression	外出血は圧迫止血、四肢ならターニケットも可

気道―上気道管理

船橋市立医療センター救命救急センター
水嶋　知也

ポイント

◆重症外傷患者における気道の評価と管理は最優先事項である．気道に問題があると
評価した場合には，即座に処置を行い是正しなければならない．

◆確実な気道確保として経口気管挿管が標準的な処置であり，気道障害だけでなく1
次観察 Primary Survey（以下 PS）の呼吸（B），循環（C），中枢神経機能（D），そ
れぞれに気管挿管の適応がある．

◆気管挿管が困難であり切迫した状況では，外科的気道確保（輪状甲状靭帯穿刺，輪
状甲状靭帯切開）を考慮し実施する．

1．外傷診療における気道管理の意義（外傷のイロハの「イ」！）

　重症外傷診療の PS において気道管理（A）は最優先事項である．気道（A）に問題があ
れば，酸素を取り込み二酸化炭素を排出する呼吸（B）が成立しない．酸素を取り込まま
ければ，全身に酸素が供給されず，その供給源の心臓も活動できずに循環（C）が破綻す
る．酸素が運搬されなければ，脳も死滅し中枢神経機能が停止する（D）．

2．気道の評価

　気道の評価は簡潔にいってしまえば，「話せるか」（開通していて心配ないか），異常があ
るかを判断する．異常があれば処置して改善する（蘇生）．たとえ異常がなくても高濃度酸
素投与を忘れないこと．表1に気道の観察・評価を Look（見て），Listen（聞いて），Feel
（感じて）に分けて整理する．

　これらの所見から，処置（蘇生）の必要性・緊急度を判断する．ただちに処置が必要，
つまり「気道緊急」の状態であればタイミングを逃すと救命できない（TAF3X の "A：気
道閉塞"）．

　また，最初の評価で気道障害が軽度で現時点では処置を必要としなくても，最悪を予測
し備えておく．

3．気道管理の実際（A における「蘇生」）

　気道管理の処置（蘇生）として，下記のものがあげられる．
　・吸引・用手気道確保・エアウェイ挿入・マスク換気・気管挿管・輪状甲状靭帯穿刺・
輪状甲状靭帯切開・経皮気管切開キット・気管切開

表1　気道の評価

	気道障害を考慮すべき所見
Look（見て）	・顔面・頚部の損傷：上顎骨・下顎骨骨折，気管損傷，頚部血腫など気管を圧迫する病態 ・鼻腔・口腔・咽頭・喉頭の出血 ・開口障害 ・努力呼吸：主に吸気時の補助呼吸筋の使用，陥没呼吸など ・呼吸数 ・口腔内の血液や吐物の貯留，異物の存在 ・SpO_2の低下
Listen（聞いて）	・口腔内の音：いびき，血液・吐物など液体の貯留 ・発声障害 ・聴診所見の異常：特に吸気時，肺部より気管部で強い wheeze，rhonchi，stridor，誤嚥を疑うような呼吸音 ・情報収集：受傷機転，食事時間（full-stomach か），既往歴，飲酒・薬物摂取など
Feel（感じて）	・触診：上顎・下顎の変形や動揺，気管の偏位・圧迫

1 吸引

　口腔内の血液，吐物などを吸引する．緊急で搬送された傷病者は，待機手術の患者のように都合よく絶飲食していることはないと考えるべき．診療中に嘔吐することもある．受け入れる前に準備しておく．液体のみでなく食物残渣や血塊など固形物を吸引することも考慮し，内径は太めのチューブを用意する．

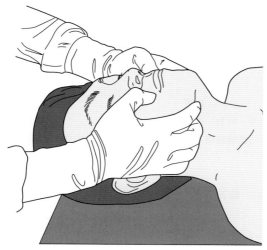

図1　下顎挙上

2 用手気道確保

> 外傷患者の用手気道確保は，「下顎挙上」（図1）が第一選択！

　手を使って気道を開放させる．BLS（Basic Life Support）では，「頭部後屈・顎先挙上」で気道を開放させるが，外傷患者は頚椎（頚髄）保護の観点から，「下顎挙上」をまず行うこと．また，母指を咽頭まで挿入し示指で下顎骨を挟み下顎を引き上げる「下顎引き上げ」もあるが，やや侵襲的で嘔吐を誘発したり噛まれる危険もある．下顎挙上や下顎引き上げでは気道が開放せず，頭部後屈・顎先挙上でなければ気道は開放せず他の手段がとれない場合は，救命のため頭部後屈・顎先挙上は容認される．いずれも短時間の"場つなぎ"である．

3 エアウェイ挿入

　鼻，口から器具を挿入し咽頭の通気空間を確保する（経鼻エアウェイ，経口エアウェイ）．舌根沈下による気道障害に効果がある．ただし，鼻出血・耳出血，パンダの眼といった頭蓋底骨折が疑われる場合には鼻から挿入するのは禁忌である．経口エアウェイは嘔吐を誘発することもあるので，注意が必要である．

4 マスク換気

　アンビューバック®などBVM（Bag-Valve-Mask）を用いて呼吸補助や人工呼吸を行う．気道確保は「下顎挙上」を基本とすること．1人法が難しい場合は2人法で行う．気管挿管など確実な気道確保までの"場つなぎ"である．単純な手技ではあるが，きちんとできれば強力な味方となる．良好なマスク換気ができていれば，気管挿管が困難であっても慌てることなくじっくりと気道確保の作戦を立てられる．

5 気管挿管（表2，3，4）

　外傷診療における気管挿管の適応を示す．

> **外傷診療（PS）における気管挿管の適応**
> 　A：気道閉塞，誤嚥（血液・吐物）の危険大
> 　B：呼吸停止，呼吸不全（補助呼吸が必要な状態），酸素化不良，重症肺挫傷，重症フレイルチェスト
> 　C：重症ショック
> 　D：切迫するD（GCS≦8，瞳孔不同，麻痺）

　外傷診療ではより簡便であり，チューブ径（チューブの太さ）に制限がないなどの理由から基本的に経口気管挿管を第一選択とする．

表2　意識下挿管と鎮静下挿管の比較

	利点	欠点
意識下挿管	・患者の状態（呼吸，循環，意識）を保つことができる ・挿管後の患者の状態・変化を把握しやすい ・準備が比較的簡便である（道具さえあればできる） ・自発呼吸（生理的な呼吸）を残せる	・患者の協力が得られないことが多い ・手技の高い習熟が必要 ・呼吸（B）は常に評価し，変化に対応しないとならない ・自己抜管される可能性がある
鎮静下挿管	・患者の協力は不要 ・手技が行いやすくなる ・自己抜管の危険が少ない（薬が効いていれば）	・マスク換気できない患者には非常に危険（失敗が許されない） ・状態が悪化する可能性が高い（薬剤投与による代償機能の低下，循環抑制） ・自発呼吸を残せず，人工呼吸管理（非生理的な呼吸）が必要なことが多い ・準備が比較的煩雑となる ・薬剤の知識・習熟が必要 ・意識低下により状態・変化の把握が困難となる ・薬剤を投与したら，基本的に後戻りできない

表3　気管挿管　目安

標準的な日本人	成人男性	成人女性
喉頭鏡ブレード（Macintosh 型）	4	3
気管チューブのサイズ（内径〔mm〕）	8.0	7.0
チューブの深さ（門歯から〔cm〕）	19～23（カフが声帯を超えて2～3cm）	

　ただし，経口気管挿管は「より簡便」だが決して簡便ではない．喉頭鏡，エアウェイスコープ®，McGRATH®などのビデオ喉頭鏡や，GEB（Gum-Elastic Bougie）のような補助器具を使用したり，気管支ファーバースコープを用いるなどの手技がある．それぞれに一長一短があり，複数の手技を日頃から習熟しておくことが望ましい．一つの手技で気管挿管できないときに即座に別の手技に切り替えられるように，処置を行う場には気管挿管に関する一連の機材を集めておくことを推奨する（DAM カート；Difficult Airway Management）．
　喉頭鏡を用いて喉頭展開する際には，介助者の一人が患者の足側から頭部を両手で保持し，術者の過度な頭部後屈を避けるように頸椎（頸髄）保護をする（頭部正中中間位保持，図2）．また，気管挿管を，意識があるままで行うか（意識下挿管），鎮静薬や筋弛緩薬を投与して行うか（鎮静下挿管）かを選択することも重要である．それぞれに利点，欠点があるので，患者の状態や病態，技術面などから判断する（表2，4）．
　気管挿管ができたからといって，実は「確実」とは限らない．気管チューブの位置異常

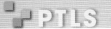

表4　挿管時鎮静薬の使い方

	一般名 (主な商品名)	静注用量 〔mg/kg〕 (体重 50 kg の用量)	利点 欠点
鎮静薬	プロポフォール (ディプリバン)	1〜2 (50 mg)	・効果の発現，消失が早い（Bolus 投与後約 30 　秒で入眠） ・循環・呼吸抑制がある（マイケル・ジャクソン） ・小児に対する安全性は確立されていない
	チオペンタール (ラボナール)	3〜5 (150 mg)	・効果の発現，消失が早い（Bolus 投与後約 30 　秒で入眠，消失が早いのは初回投与のみ） ・循環・呼吸抑制がある ・アレルギー反応を誘発することもある
	ミダゾラム (ドルミカム)	0.1〜0.2 (5 mg)	・循環抑制が比較的少ない ・効果の発現がゆっくり，効果持続が比較的長い
	ケタミン (ケタラール)	1 (50 mg)	・血圧を上げる ・弱いが鎮痛作用もある ・頭蓋内圧を上げる　「切迫する D」には禁忌！ ・麻薬扱いのため管理が煩雑 ・悪夢を見ることがある（女性）
筋弛緩薬	ロクロニウム (エスラックス)	1 (50 mg)	・効果の発現・消失が比較的早い（通常は Bolus 　投与後約 60〜90 秒で発現，効果 1〜2 時間程度） ・ショックなど組織灌流が不良なときには効果発現 　が遅延する ・麻酔導入容量（0.6 mg/kg）では十分な効果が 　得られないこともある ・完璧な拮抗薬がある（スガマデクス 4 mg/kg） ・冷所保存
	ベクロニウム (マスキュラックス)	0.1 (5 mg)	・安定した筋弛緩効果がある ・拮抗薬（スガマデクス）にもある程度効果あり ・効果の発現，消失がゆっくり（Bolus 投与後数 　分で発現，効果は数時間） ・粉末剤で生理食塩水や蒸留水で溶解が必要
	サクシニルコリン (サクシン)	1 (50 mg)	・効果の発現，消失が迅速 ・慣れていないと扱いにくい（昨今，麻酔使用は減 　少傾向）

注1) 鎮静薬の投与量は添付文書の容量より少なめ，逆に筋弛緩薬は多め．状態の悪い患
　　者に対する筆者の経験による．
注2) 効果の発現，消失時間は筆者の経験的な数値であくまで目安．

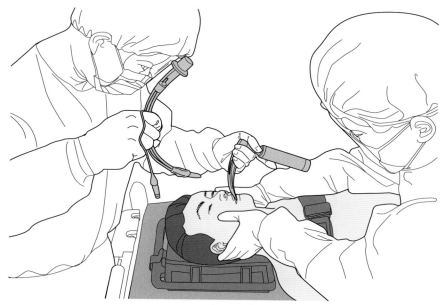

図2　頭部正中中間位保持
保持する手は下顎骨を押さえない.

（Displacement），チューブの閉塞や屈曲（Obstruction），陽圧換気による気胸（Pneumothorax），器具の不具合（Equipment failure），いわゆる "DOPE（ドープ）" によるトラブルが起こりうることは頭の隅に置いておくこと.

⑥ 分離肺換気

　下記に示す損傷では，気管挿管を施行しても通常の気管に留置するチューブでは気道確保が成立していない，または左右の肺の状態に差があり両肺に均一な条件での呼吸管理が困難となる可能性がある．このような状況では分離肺換気を考慮すべきであるが，チューブの選択や位置の調整，管理が煩雑であり麻酔科医の協力が不可欠である.

分離肺換気が必要となる損傷
- ●気管分岐部付近から末梢側の気管・気管支損傷
　（損傷部より遠位への挿管および健側肺の確実な気道確保）
- ●片側肺の損傷による気道出血（健側肺への血液流入を阻止）
- ●顕著な左右差のある胸郭・肺損傷（左右に別々の呼吸器設定）

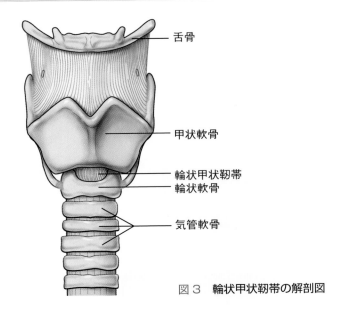

舌骨

甲状軟骨

輪状甲状靭帯
輪状軟骨

気管軟骨

図3　輪状甲状靭帯の解剖図

⑦ 輪状甲状靭帯穿刺，輪状甲状靭帯切開

　経口（経鼻）気管挿管ができず緊急で気道を確保する手技として，侵襲的な「経皮」気管挿管として，輪状甲状靭帯を穿刺または切開する外科手技がある．輪状甲状靭帯（図3）は皮膚直下に触知し，皮下に他の組織（甲状腺など）がなく比較的簡便・安全にアプローチできる（スキルの項参照）．実際にこの手技を行う場面は，患者は瀕死の状態であるか，苦しくて大暴れの状態と思われるので「必要」と判断したからには人を集め躊躇せず迅速に行う．輪状甲状靭帯穿刺は，瀕死の患者に酸素をわずかながらに供給することができるが，換気にはならない．間をおかずに他の方法に切り替えること（経口気管挿管，輪状甲状靭帯切開など）．輪状甲状靭帯穿刺キットも市販されている．

⑧ 経皮気管切開キット

　穿刺気管切開キット（ネオパーク®，ウルトラパーク®など，図4）や，穿刺気管吸引キット（ミニトラック®，トラヘルパー®）などを用いると，慣れていれば短時間で簡便に経皮気道確保が可能である．これらのデバイスを用いて緊急気道確保するのも一考である．

⑨ 気管切開

　手技に時間がかかり頚部を伸展（後屈）させたりするので救急診療室で外傷初療の緊急時に行う気道確保の手法ではない．

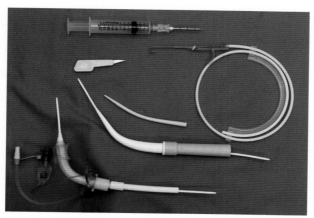

図4　ネオパーク

4．まとめ

　外傷初期診療における「気道」の評価と処置は最優先事項であり，気道（A）が安定していないのに，呼吸（B），循環（C）意識（D）と進んではならない．

参考文献

1）外傷初期診療ガイドライン JATEC．第5版，へるす出版，2016
2）村島浩二，他：気道管理ガイドブック，真興交易，2007
3）Kovacs G, Sowers N：Airway Management in Trauma. Emerg Med Clin North Am 36：61-84, 2018

ショック

藤田医科大学救急医学・総合内科学講座／同病院副院長

岩田　充永

ポイント

◆血圧が低下する前にショックを同定すること
◆外傷患者でショックを同定したら出血源を積極的に検索すること
◆ショックに対する初期治療を理解すること

1．はじめに

　「外傷診療には自信がない」「手術も出来ないような自分が外傷診療なんてしてもよいものだろうか…」という疑問をお持ちの読者も多いと思うが，Preventable Trauma Death（PTD）について原因を解析した報告では，外傷診療の失敗の多くは外科的処置以外に起因しており，なかでもショックへの対応の誤りは約30％と最多の原因とされている[1]．この数字は「PTDとの戦いは，気道確保がなされた次はショックとの戦い（特に出血性ショック）であり，ショックに対する適切な対応法を修得すれば，手術など外科的処置ができない医師でも外傷初療のスキルアップが可能」というメッセージであるとも解釈できる．

2．ショックの同定

　ショックは，主要臓器への有効な血流が低下し，組織の好気性代謝が障害され細胞機能が保てなくなる症候群と定義される．つまり，細胞や組織が必要とする酸素が適切に供給されないような循環動態であることが主たる病態で，血圧が低いとは限らない．最初のショックを同定する段階で「血圧が保たれているから，ショックではないだろう」と評価を誤るとその後の治療の流れが誤った方向（PTD）に進んでしまうことになる．

　外傷患者で早期にショックを同定するためには，頻呼吸・皮膚の冷感や湿潤・capillary refill time*の遅延・頻脈などに注目して第一印象評価の際にすばやく身体診察を行うことが重要である．「すべての外傷患者でクール（Cool：末梢冷感）タキ（tachycardia：頻脈）はショックがあるものとみなす」と覚えておくことが大切である．

　ショックの同定においてバイタルサインの測定は非常に重要だが，解釈には注意が必要

＊capillary refill time：手指の爪もしくは腹側を圧迫し，圧迫を解除した後に赤みを帯びるまでの時間が2秒以上の場合は末梢循環不全と判断できる．小児の循環動態を判断する際に特に有用．

表1　外傷急性期に認められるショック

```
出血性ショック
非出血性ショック
    閉塞性ショック（緊張性気胸・心タンポナーデにより生じる）
    心原性ショック（心筋挫傷で生じることがある）
    神経原性ショック（脊髄損傷による交感神経の緊張低下で生じる）
```

である．来院時にすでに収縮期血圧が低下している（90 mmHg 未満）の場合には明らかに重症だが，収縮期血圧が 110 mmHg 以下になると死亡率が上昇するという報告[2,3]や，大量出血をきたしても血圧低下をきたさない症例も相当数存在するという報告[4]もあり，「血圧が正常範囲内であること」はショックの否定にならないことを理解しておく必要がある．

　ショックを早期に同定するためには，バイタルサインだけではなく血液中の乳酸（2 mmol/L 以上の場合はショックの可能性大），BE（Base Excess 塩基余剰；-10mEq/L 以下の場合はショックの可能性大）の測定や腹部エコーによる下大静脈（IVC）虚脱の観察が推奨される．

3．ショックの原因検索と重症度評価

① ショックの原因検索

　外傷急性期に認められるショックの原因は表1のように整理できるが，外傷によるショックの 90％以上は出血性ショックであり，**外傷患者でショックを同定したら出血源を検索すること**および重症度（出血量）の推定が重要になる．

　出血源の検索を行う際は，体表上の見える部分の出血を検索して圧迫止血を試みることはもちろんのこと，体表からは見えない部分（具体的には胸腔，腹腔，骨盤腔）の出血を積極的に検索することが大変重要になる．図1に示すように胸腔・腹腔・骨盤腔は体表からは見えないにもかかわらず，大量の出血をきたすために要注意である．

　PTLS コースでは大量血胸（Massive hemothorax），腹腔内出血（Abdominal hemorrhage），骨盤内出血（Pelvic hemorrhage）の頭文字をなぞらえて，「MAP を捜せ」と記憶することを提唱している．ベッドサイドでの具体的な出血源検索の方法として，大量血胸と骨盤骨折に伴う出血はポータブル X 線を，腹腔内出血は超音波検査（FAST：Focused assessment with sonography for trauma）を用いる．

② 出血性ショックの重症度

　出血性ショックの重症度は出血量で分類される（表2）．

　表2に示されるように，30％以上の出血を呈さないと血圧は低下しない．前述のように収縮期血圧が低下する前の段階，つまり出血量が少ない段階でショックと認識し治療を開始することが PTD 回避のためには重要である．繰り返しになるが，早期に治療を開始でき

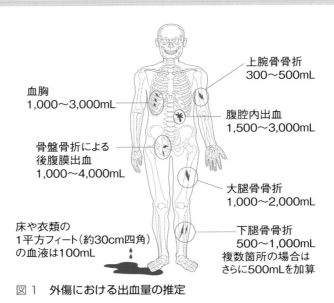

図1　外傷における出血量の推定

表2　出血性ショックの重症度分類

class	I	II	III	IV
出血量	<15%	15～30%	>30%	>40%
心拍数	<100/分	>100/分	>120/分	>140/分
収縮期血圧	正常	正常	<90 mmHg	<70 mmHg
脈圧	正常	↓	↓	↓
呼吸数	14～20	20～30	30～40	>35

るために，末梢冷感，心拍数の上昇，血液データの異常（乳酸値の上昇やBE低下），IVC虚脱といったショックの初期症状を見落とさないことが重要である．

4．ショックに対する初期治療

　ショックに対する初期治療は，①輸液療法，②輸血の必要性を判断する，③止血術の必要性を判断する，④アシドーシス・低体温・凝固障害の予防，という4つの柱で成り立つ．

① 輸液療法

　外傷によるショック患者に対して，最も早期に開始できる治療は酸素投与と輸液である．輸液のための静脈路は最も留置しやすい静脈で少なくとも2カ所確保することが大原則となる．腹部の静脈損傷などを合併している場合は下肢に静脈路確保を行うと輸液が腹

部で漏出してしまう危険があるため，可能であれば上肢で確保するべきである．

中心静脈は確保に時間を要するため第一選択にはならない．

小児などで静脈路確保が困難な場合は，骨髄輸液が代替の輸液路となる（輸血も可能である）．

輸液製剤は細胞外液（生理食塩水やリンゲル液など）を用いるが，この際に**出血量をすべて輸液だけで補おうとしないことが重要である**．かつては，外傷による出血性ショックに対して大量輸液が推奨されていたが，出血がコントロールされる前の大量輸液は凝固障害や腹部コンパートメント症候群など重篤な症状を合併させ，1,500 mL 以上の初期輸液は死亡のリスクを上昇させてしまう危険も報告され[5]，1,000 mL の輸液投与後を終えるまでには輸血が開始できることが理想的とされている．頭部外傷がない場合は，正常の意識状態を保ち，橈骨動脈が触知できるレベルの循環動態を目指した輸液を，頭部外傷の合併を疑う場合は正常血圧（収縮期血圧 120 mmHg 程度）を目指した輸液を行うことが推奨される．

外傷時は治療の際の全身脱衣などで低体温を合併しやすく，冷たい輸液によって低体温を合併してしまうと凝固障害が生じて止血困難となるので，低体温を予防するために加温した細胞外液（もしくは生理食塩水）を用いることも考慮する．加温は電子レンジで約1分温めればOKである（ただし，糖を含む輸液製剤は変性してしまうので加温は禁である）．

初期輸液だけで循環動態の安定化が継続している群（responder と呼ばれることもある）では，出血のコントロールも得られた状態と判断でき（出血量は20％以下と考えられる），輸血や緊急の止血処置（手術，TAE）なく経過観察が可能である．

なお，アルブミンなど膠質液は細胞外液に比べて非常に高価だが，細胞外液に比べて予後改善の効果は認められていない[6]．

2 輸血の必要性を判断する

初期輸液だけで出血コントロールや循環動態安定化が得られない場合は輸血療法が必要となる．外傷による出血性ショックの際に用いる輸血製剤を表3に示す．

濃厚赤血球液（RCC）を最初に用いるが，血液型判定でも20分を要し，交差試験で適合した血液製剤の使用には40〜60分ほどの時間を要するため，初期輸液 1,000 mL が入る前のできる限り早期に**輸血の必要性を判断する**必要がある．血液型の判定も待てないような緊急性の高い出血性ショックではO型 Rh（＋）の血液製剤（妊娠可能女性で，可能であればO型 Rh（−）の血液製剤）を用いるという選択肢が考えられるが，基本的には勤務する施設の緊急時輸血規約を参照し規定に従う必要がある．

大量輸血＊の必要性を予測するスコアの開発が試みられているが，臨床では ABC（Assessment of Blood Consumption）スコア（表4）が最も実践的に活用できる[7]．

大量輸血が必要となる際には，総死亡率の低下・凝固障害の予防・多臓器不全や呼吸不全の予防という観点で，輸血が必要な際は RCC だけではなく，FFP も用いることが提唱さ

表 3　外傷治療で用いられる輸血製剤

RCC（濃厚赤血球液） 2～6℃で保存　採血後 21 日間以内の使用 1 単位 140 mL
FFP（新鮮凍結血漿） 37℃で解凍後 3 時間以内に使用 1 単位 80 mL
PC（血小板製剤） 採血後 72 時間以内に使用 室温（20～24℃）で水平振盪しながら保存 10 単位 200 mL

表 4　大量輸血を予測する ABC スコア

A（Abdominal Hemorrhage）：FAST 陽性　腹腔内出血 B（Blood pressure）：収縮期血圧≦90 mmHg C（Tachycardia）：心拍数≧120/分 S（Stabbing/Shooting）穿通性外傷

ABC スコア≧2 で感度 75%以上，特異度 86%以上.

れるようになってきた．RCC と FFP の輸血割合が 1：1（少なくとも 2：1）になるような輸血が推奨される[8]．

　RCC 輸血が 20 単位以上となる場合，血小板 2～5 万/μL で止血困難な場合は血小板輸血の適応となる．活動性出血がある場合は血小板 5 万/μL 以上が目標である．

> ＊大量輸血：受傷 12～24 時間以内に 20 単位以上，もしくは，受傷 1 時間以内に 8 単位以上の輸血が必要な場合．

③ 止血術の必要性を判断する

　初期輸液だけで出血コントロールや循環動態安定化が得られず大量輸血が必要となる群（non-responder と呼ばれることもある）では，原則として緊急の止血術が必要となる．輸液や輸血はあくまでも止血までのつなぎであり，根本的治療のためには早期に止血術が実施できるように手配することが非常に重要である．

　しかしこのような重症外傷では，外傷による侵襲・大量出血・輸液や大量輸血・組織における嫌気代謝進行に伴うアシドーシス・低体温など凝固障害をきたす因子が多数存在するため，侵襲性の高い処置はさらに全身状態を悪化させる危険を伴う．

　このため，アシドーシス・低体温・凝固障害を合併する場合の緊急処置は一度にすべての処置を行うのではなく，必要最小限の止血術（圧迫パッキング，骨盤・長管骨の固定，

TAE など）にとどめ，集中治療室での全身管理を行うことが推奨される．

4 アシドーシス・低体温・凝固障害の予防

前述のように，アシドーシス・低体温・凝固障害は「死の三徴」（これも ABC［Acidosis, BT↓, Coagulopathy］と覚えることができる）と呼ばれ，それぞれの存在が他の因子を増悪させ予後を悪くする．外傷による出血性ショックではこれらの状態をきたさないように予防に細心の注意を払うことが求められる．

5 その他

①昇圧薬

外傷による出血性ショックにおける早期の昇圧薬使用は，重症度にかかわらず死亡率が上昇することが報告されており，少なくとも受傷12時間以内は使用を慎むべきである[9,10]．昇圧薬使用を回避するためには，必要な場合に初期輸液後迅速に輸血治療が開始できるよう適切な輸血療法の必要性の判断が求められる．

②トラネキサム酸（トランサミン®）

受傷3時間以内の外傷による出血性ショックでは，トラネキサム酸の使用（1g を 10 分で静注し，その後 1g を 8 時間で経静脈投与）が死亡率を低下させることが示されており[11]，必ず投与を行うべきである．

表5に外傷による出血性ショックの治療の流れをまとめる．

5．ピットフォール

1 ショック状態でも頻脈にならない患者群に注意 !!

表6に示すような患者群はショック状態になっても頻脈にならない可能性があり要注意である．

2 ショックの治療に反応しない場合に考えること

ショックに対する治療に反応が乏しい場合は，表7のような要因を再検討する必要がある．

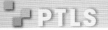

表 5　外傷による出血性ショックにおける輸液治療

出血性ショックの可能性を同定する
末梢冷感・頻脈は？
血圧低下（SBP<110 mmHg）は？
乳酸↑（2 mmol/ 以上），BE<-10，IVC 虚脱は？

初期輸液	輸血必要性の判断	緊急止血術必要性の判断
細胞外液（リンゲル液や生理食塩水）を選択する（できれば加温したもの） 初期輸液は 1,000 mL を超える前に輸血を開始 !! トラネキサム酸 1 g の iv 頭部外傷の合併なしの場合 正常の意識状態を保ち，橈骨動脈が触知できるレベルを目標 頭部外傷の合併ありの場合 正常血圧（SBP120 mmHg 程度）を目標	初期輸液で安定しない場合に迅速に輸血が開始できることが目標 大量輸血では，FFP，PC も投与 ※大量輸血の必要性の ABC スコア 腹腔内出血・SBP<90 mmHg・HR ≧120/ 分・穿通性外傷	迅速に実施できるような手配を アシドーシス・低体温・凝固障害を合併する場合は必要最小限の処置にとどめて全身状態の安定化を

治療を通して
死の三徴 "アシドーシス・低体温 ·凝固障害" 合併予防に注意を払うこと

表 6　ショックでも頻脈にならない患者群

高齢者（交換神経感受性が低下しており頻脈になりにくい）
運動選手（代償機能が上昇しており頻脈になりにくい）
β受容体遮断薬，カルシウム拮抗薬（ワソラン®，ヘルベッサー® など）を服用している患者
ペースメーカー患者
激痛を呈している患者（副交感神経が亢進し，徐脈となってしまう）

表 7　難治性ショックの際に考えること

①出血源を見逃していないか？→胸腔・腹腔・骨盤・多発骨折
②換気不全をきたしていないか？→片肺挿管，肺挫傷，緊張性気胸，気道閉塞，気道内出血など
③急性胃拡張はないか？→ NG tube を！
④心タンポナーデ
⑤糖尿病
⑥心筋梗塞（心筋梗塞になったため事故を起こしたかも···）
⑦神経原性ショック（脊髄性ショック）
⑧副腎不全
⑨アシドーシス・電解質異常 など

28

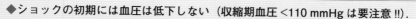

6．まとめ

◆ショックの初期には血圧は低下しない（収縮期血圧＜110 mmHg は要注意 !!）.
◆外傷で末梢冷感，頻呼吸＋頻脈があればショックと考える.
◆ショックの同定には乳酸・BE の測定と腹部エコーでの IVC 虚脱の確認も有用.
◆外傷のショックは出血性ショックを考え，目に見えない場所（胸・腹・骨盤）を探す.
◆輸液だけで戦おうとせず，FFP を含めた輸血の必要性を早期に判断すること.
◆止血術の必要性を早期に判断すること.
◆アシドーシス・低体温・凝固障害の合併に注意すること.

文　献

1）Gruen RL, et al：Patterns of errors contributing to trauma mortality：lessons learned from 2,594 deaths. Ann Surg 244（3）：371-380, 2006

2）Eastridge BJ, et al：Hypotension begins at 110 mmHg：redefining "hypotension" with data. J Trauma 63（2）：291-297, 2007

3）Hasler RM, et al：Systolic blood pressure below 110 mmHg is associated with increased mortality in blunt major trauma patients：multicentre cohort study. Resuscitation 82（9）：1202-1207, 2011

4）Guly HR, et al：Vital signs and estimated blood loss in patients with major trauma：testing the validity of the ATLS classification of hypovolaemic shock. Resuscitation 82（5）：556-559, 2011

5）Ley EJ, et al：Emergency department crystalloid resuscitation of 1.5 L or more is associated with increased mortality in elderly and nonelderly trauma patients. J Trauma 70（2）：398-400, 2011

6）Finfer S, et al：A comparison of albumin and saline for fluid resuscitation in the intensive care unit. N Engl J Med 350（22）：2247-2256, 2004

7）Cotton BA, et al：Multicenter validation of a simplified score to predict massive transfusion in trauma. J Trauma 69 （Suppl 1）：S33-S39, 2010

8）Rajasekhar A, et al：Survival of trauma patients after massive red blood cell transfusion using a high or low red blood cell to plasma transfusion ratio. Crit Care Med 39（6）：1507-1513, 2011

9）Plurad DS, et al：Early vasopressor use in critical injury is associated with mortality independent from volume status. J Trauma 71（3）：565-570, 2011

10）Sperry JL, et al：Early use of vasopressors after injury：caution before constriction. J Trauma 64 （1）:9-14, 2008

11）CRASH-2 trial collaborators：Effects of tranexamic acid on death, vascular occlusive events, and blood transfusion in trauma patients with significant haemorrhage （CRASH-2）：a randomised, placebo-controlled trial. Lancet 376（9734）：23-32, 2010

胸部外傷

八戸市立市民病院救命救急センター
吉村　有矢

ポイント

> 致死的損傷の初期評価は，ABC の安定化が最優先である．胸部外傷は，その不安定化に直結する．前述の気道管理を含め，超致死的胸部外傷を探し，見つけ出したならば即座に治療介入を始めなければならない．

1．Primary Survey（以下 PS）& Resuscitation の胸部評価

最初の 1〜2 分間に発見して治療すべき 6 つの超致死的胸部外傷（TAF3X）

①心タンポナーデ	cardiac **T**amponade
②気管気管支損傷	**A**ero-bronchial disruption
③フレイルチェスト	**F**lail chest
④緊張性気胸	Tension pneumothora**X**
⑤開放性気胸	open pneumothora**X**
⑥大量血胸	massive hemothora**X**

2．Secondary Survey（以下 SS）の胸部評価

蘇生術を実施したうえで確認，治療する潜在的致死的胸部外傷（PABED2X）

①肺挫傷	**P**ulmonary contusion
②大動脈損傷	**A**ortic disruption
③鈍的心損傷	**B**lunt Cardiac injury
④食道断裂	**E**sophageal disruption
⑤横隔膜破裂	traumatic **D**iaphragmatic rupture
⑥気胸	peumotora**X**
⑦血胸	hemothora**X**

3．PS & Resuscitation の胸部評価

1 緊張性気胸（図 1）

　肺や胸壁の損傷から一方向性に空気が胸郭内に流入して押し込められると，患側肺を虚脱させ，さらに縦隔や健側肺を圧排するようになる．静脈還流の低下により心拍出量が低下し，閉塞性ショックをきたす．気管挿管して陽圧換気を開始した後に肺損傷が悪化して緊張性気胸をきたすことが多い．**診断は臨床的に迅速に判断する**．強い呼吸苦，胸痛，チアノーゼ，頻呼吸，頻脈，呼吸窮迫，血圧低下，頚静脈怒張，皮下気腫，呼吸音片側消失，

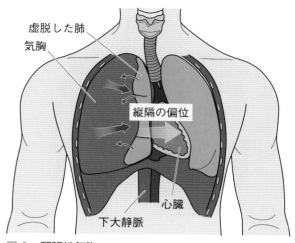

図1　緊張性気胸

打診上鼓音，胸骨上陥凹の気管偏位などで診断する．EFAST（Extended Focused Assessment with Sonography for Trauma）でも迅速に診断ができる．**X線撮影を待って治療が遅れてはならない**．直ちに太い留置針で穿刺や指などで減圧した後に，胸腔ドレーンを挿入する（胸腔穿刺，ドレナージの項を参照）．

② 大量血胸

　1.5 L以上の血液あるいは全血液量の1/3以上が急速に片側胸腔内に貯留した状態．循環血液量の低下とともに肺が圧排され，酸素化と換気が障害される．ショック状態で，なおかつ呼吸音の減弱と打診上濁音を伴えば，臨床的に診断できる．輸液・輸血を直ちに開始し，胸腔ドレーン（28〜32 Fr）を挿入（胸腔穿刺，ドレナージの項を参照）して出血量を観察する．出血量が1,000 mL即時，1,500 mL/h×1h，200 mL/h×4hの場合，出血が持続して輸血を継続しないとバイタルサインが保てない場合には緊急開胸手術を考慮する．**手術適応は出血量より生理学的異常を重視する**．前胸部の乳頭間の穿通創あるいは背部の両肩甲骨間の穿通創では，心・大血管損傷，肺門部損傷，心タンポナーデの危険性が高く，開胸術を考慮する．

③ 開放性気胸（図2）

　主に穿通性外傷による胸壁の開放創から空気と血液が呼吸に合わせて吸い込まれ，"sucking chest wound（胸部吸い込み創）"とも呼ばれる．開放創の大きさが気管内径の2/3に相当すると，胸腔外の大気圧と胸腔内圧が同等となり，肺が虚脱して低酸素と低換気を認める．応急処置として創部を十分な大きさの滅菌ビニールシートなどで被覆し，三辺を

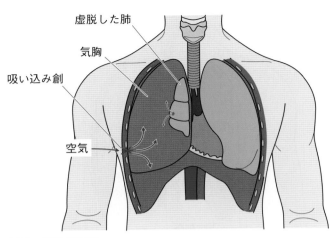

虚脱した肺
気胸
吸い込み創
空気

図2　開放性気胸

テープで固定する．専用のチェストシールでもよい．損傷部位に一方向弁を作成すること
で胸腔内の陰圧を回復させる．開放創と別の部位から胸腔ドレーンを留置し，その後に創
を外科的に閉鎖する．開放創を単純に閉鎖すると**緊張性気胸**へと進行する危険性がある．

4 気管・気管支損傷

　きわめてまれだが致死的損傷となる．血痰，広範な皮下気腫や縦隔気腫，緊張性気胸で
は本症を疑う．穿通性外傷では頚部の損傷が多く，しばしば食道，頚動脈，内頚静脈損傷
などを合併する．鈍的外傷では，気管分岐部から 2.5 cm 以内の損傷が大部分である．ほと
んどが現場で死亡するが，病院搬送例でも死亡率は高い．気道確保が重要であるが，困難
なことも多く，気管挿管により損傷を悪化させる可能性もある．**胸腔ドレーンを挿入して
も虚脱の改善しない気胸や多量の空気漏出が続く場合は，気管・気管支損傷を疑って2本
以上挿入し，直ちに手術を考慮する**．気管支鏡が使用できれば，損傷部位を超えて奥に気
管チューブを留置することや分離肺換気を考慮してもよい．

5 フレイルチェスト（図3）

　多発肋骨骨折（2～3 本以上の連続した肋骨にそれぞれ複数ヵ所の骨折）や肋軟骨骨折な
どによって骨性胸郭の連続性が失われ（フレイルセグメント），正常な胸郭運動が破綻した
状態をいう．肺損傷の合併と疼痛による胸郭運動制限が低酸素血症の本態である．損傷部
位は呼気時に膨隆し吸気時に陥没する奇異性運動を呈するが受傷直後はわかりにくい．胸
郭の動揺と皮下気腫の握雪感を診察する．病院前の処置では，動揺している胸郭部分をタ
オルなどで圧迫し，その上を幅広テープで胸郭を半周固定されることがある．酸素投与を

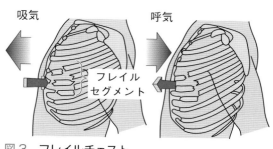

吸気　　　　　呼気

フレイル
セグメント

図３　フレイルチェスト

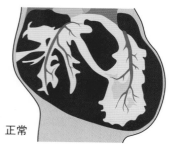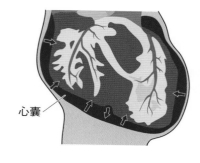

心囊

正常

図４　心タンポナーデ

直ちに開始する．輸液は慎重に行い，**呼吸不全が過剰輸液で悪化しないよう注意する**．重度の低酸素血症，換気不全では早期に**気管挿管と陽圧換気**が必要となる．また，慢性閉塞性肺疾患や腎不全などの既往症のある患者では，気管挿管が必要になる可能性がさらに高い．持続硬膜外麻酔や，麻薬などの鎮痛薬の全身投与による**疼痛管理が重要**である．

6 心タンポナーデ（図4）

　心囊内に貯留した血液によって心臓が圧迫され，心腔内への血液還流が減少し，心拍出量が低下する．穿通性外傷による心損傷が最も多いが，鈍的外傷でも生じる．古典的なベックの三徴（頚静脈怒張，心音減弱，奇脈）を常に認めるわけではない．心囊内の少量の血液でも心タンポナーデの原因となり，心囊液が徐々に増加することもある．超音波検査が診断に有用であり，**蘇生中に FAST は必要に応じて繰り返す**．緊張性気胸との鑑別に注意する．外傷性心停止で PEA ならば心タンポナーデの可能性がある．診断したら緊急開胸術を行う．緊急手術が不可能ならば，応急処置として心囊穿刺を行う（心囊穿刺の項を参照）．心囊穿刺や輸液で血圧を一時的に上昇させている間に開胸手術を準備する．

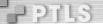

7 外傷性心停止

　外傷性心停止の原因として，低酸素，緊張性気胸，出血性ショック，心タンポナーデ，心ヘルニア，心筋挫傷などがある．ATLS の外傷性心停止のアルゴリズムでは，穿通性・鈍的にかかわらず外傷性心停止から 2 分間の心肺蘇生を行っても自己心拍再開しなければ，**両側胸腔減圧を行って緊張性気胸の可能性を除外**する．その後 3 分以内に自己心拍再開しなければ蘇生的開胸術を行う．蘇生的開胸術は手術室に準じた環境で外科医が行う．胸部の損傷から出血を認めれば一次止血し，腹腔内出血が疑われれば下行大動脈を遮断する．自己心拍再開が得られなければ，開胸心マッサージを開始する．病院前で心停止から 15 分以上の時間経過がすでにある場合は，救命の可能性は非常に低く，蘇生的開胸術の適応になりにくい．特に鈍的外傷では救命率は低い．30 分間の蘇生に反応がなければ蘇生の中止を考慮する．

4．SS の胸部評価

1 肺挫傷

　最も多い胸部外傷であり，肋骨骨折に合併することが多い．肋骨骨折を合併しない肺挫傷もあり，特に小児でみられる．臨床的には呼吸困難，頻呼吸，チアノーゼ，頻脈，胸壁の打撲傷，血痰などで診断する．受傷 1 時間以内に胸部 X 線写真で斑状陰影などの所見を認めることが多いが（胸部 X 線写真の項を参照），数時間後により明らかになる．酸素投与を直ちに開始する．呼吸不全は経時的に悪化しやすい．気管挿管や人工呼吸が必要かどうかを基礎疾患の有無，呼吸状態の評価をしながら決定する．

2 大動脈損傷

　自動車事故や高所墜落事故による現場即死の原因となる．適切な診断と初期治療によって救命できるのは，大動脈の外膜の連続性が保たれている損傷であることが多い．臨床的にさまざまな症状がみられ，特異的な症状はない．大きな減速力という受傷機転と X 線写真上の特徴（上縦隔の拡大など）から大動脈損傷を疑う．X 線写真の感度は低く，疑わしい場合には造影 CT で診断する（胸部 X 線写真の項を参照）．鎮痛薬を投与し，β 遮断薬などを用いて心拍数 80 回/分以下，平均動脈血圧を 60〜70 mmHg を目標に管理する．手術はステントグラフト内挿術が行われることが多い．

3 鈍的心損傷

　心筋挫傷，冠動脈解離・閉塞，弁損傷，心破裂など軽症から重症まで多岐にわたる．心タンポナーデを合併することもある．交通事故のハンドル外傷で心原性ショックを呈することもある．診断には 12 誘導心電図が最も重要である．多彩な心電図異常（多発性心室性期外収縮，原因不明の洞性頻脈，心房細動，右脚ブロック，ST 部分変化）や血圧低下，心室壁運動異常がみられる．心電図異常を認める場合は，鈍的心損傷を疑って心電図モニ

ターの監視を継続する.

4 食道断裂

　ほとんどが穿通性外傷である. 鈍的外傷はきわめてまれだが, 見落とすと致死的である. 上腹部殴打による圧上昇で下部食道が急に破裂して線状に裂け, 胃内容物が縦隔内に漏れて縦隔炎を合併する. 肋骨骨折のない左血気胸, 心窩部殴打, 胸腔ドレーンからの異物流出, 縦隔気腫, 原因不明のショックなどで疑う. 造影検査や上部消化管内視鏡で診断する. 早期の診断と手術が重要である.

5 横隔膜破裂

　横隔膜破裂は左側に多い（65〜80%）. 鈍的外傷で大きく約 15 cm にも及ぶことがあり, 消化管がヘルニアとなる. 右側は少ないが肝損傷を合併しやすい. 多発外傷やショックを伴う重症外傷が多い. 穿通性外傷では小さな穿孔でも後日, 横隔膜ヘルニアを形成することがある. 無症状で見逃されることが多い. X 線や CT は診断に有用だが容易ではないことがある（胸部 X 線写真の項を参照）. 左横隔膜損傷が疑わしい場合, 胃管を挿入しその走行が胸腔内にあれば造影してみる. 横隔膜損傷があると, 腹腔内の血液などが胸腔ドレーンから排液される. 治療は外科的に行う. 最近では, 胸腔鏡などの内視鏡下に診断, 治療することもある.

6 外傷性血胸

　仰臥位の胸部 X 線写真では 200〜300 mL の血液貯留で診断できる. FAST でも診断が可能である. 出血源は肺, 心臓, 大血管, 胸郭の血管, 脊椎骨折などさまざまである. 28〜32 Fr の胸腔ドレーンを留置してドレナージする. 大多数の症例で自然に止血し, 止血手術を要するのは 10% 以下である.

7 外傷性気胸

　肺に裂傷が生じて漏れた空気が胸腔内に貯留した状態で, 低酸素や低換気をきたす. 片側呼吸音の減弱, 打診上鼓音などを含む身体所見はもちろん重要だが, 胸部 X 線写真の臥位撮影の肋骨横隔膜角の鋭化（deep sulcus sign）が有名である. 胸部 X 線写真で明らかでないが, CT 検査で気胸と診断できることもある（occult pneumothorax）（胸部 X 線写真の章を参照）. 通常は胸腔ドレナージによる治療を行うが, 無症状で小さな気胸であれば保存的にも治療が可能である. 特に陽圧換気などを行う際は, 緊張性気胸への悪化に注意する. ヘリ搬送前には事前に気胸を解除しておく.

5. その他の胸部損傷

　●**皮下気腫**：皮下気腫そのものは治療の必要はないが, 気胸, 気管・食道の破裂など隠

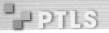

れた損傷を探すことが重要である．緊張性気胸の合併に注意する．

◆**胸部圧挫（外傷性窒息）**：胸部，上部体幹，顔面などへの強い圧挫，圧迫に伴う上行大静脈の一時的な圧迫で同部位に点状出血斑が生じる．脳腫脹をきたすこともある．

■**胸骨，肩甲骨，肋骨の骨折**：肩甲骨や胸骨，上部（第1〜3）の肋骨骨折では，縦隔や頚部，脊椎，大動脈の重大な合併損傷が示唆される．胸骨骨折では，鈍的心損傷の合併を疑う．肋骨は第4〜9肋骨骨折の頻度が最も多い．下部の第10〜12肋骨骨折では腹腔内の肝損傷，脾損傷，腎損傷の合併を疑う．疼痛管理が重要である．小児の肋骨骨折は少なく，重症外傷にみられる．

腹部／骨盤骨折

八戸市立市民病院院長
今　明秀

ポイント

◆ 重要なのは腹部臓器損傷の存在を知ること．正確な診断をつけることではない．出血があるのか．腹膜炎があるのか．

◆ 循環に異常があれば腹腔内出血を疑い FAST を行う．

◆ 鈍的腹部外傷では肝臓，脾臓，腎臓などの実質臓器損傷を疑う．

◆ 遅れて腹部症状の出るものがある．

◆ 意識障害，中毒患者，老人，小児などは腹部理学所見に乏しい．

◆ 手術適応は腹腔内出血と，腹膜炎．

1．腹部外傷は受傷機転から推測する

①急性減速性外傷で肝臓，脾臓，腎臓損傷を疑う．

②不適切なシートベルトの着用で，腸管損傷による腹膜炎，腸間膜損傷による腹腔内出血を疑う．

③腹部をはさんで上下に外傷があるときは，腹部外傷も疑う．

④鈍的外傷では肝臓，脾臓，腎臓損傷の順．胃はまれ．

⑤腹部刺創は，小腸，肝臓，大腸の順．ナイフは手術中に抜く．

⑥膵十二指腸損傷は多発外傷例と相関．ハンドル外傷に多い．

⑦大腸損傷は骨盤骨折に合併することが多い．

⑧左下位肋骨骨折で，脾臓，左腎臓損傷を疑う．右下位肋骨骨折では肝臓，右腎臓損傷を疑う．

⑨鈍的肝損傷の死亡は術後 48 時間以内にみられ，ショックと低体温，アシドーシス，凝固異常が原因．

2．Primary Survey（PS）

Primary Survey（以下 PS）でショックの場合は出血性ショックを考える．出血性ショックの三大出血源（胸，腹，骨盤）の出血源検索で FAST を行い，腹腔内出血を探す．大量血胸は胸部 X 線と FAST と両方で評価する．腹部 X 線は不要．

腹腔内出血の腹部身体所見はほぼ正常．腹部膨隆は腹腔内出血 2 L 以上で初めて出現してくる．筋性防御は腹腔内出血の約半数で陽性となるだけ．したがって，出血を探す PS では，腹部身体所見をとる必要はない．Secondary Survey（以下 SS）でしっかりととる．

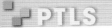

1 FAST

超音波を用いて腹腔内出血と心タンポナーデを早期に評価する方法を，"Focused Assessment with Sonography for Trauma，**FAST**"と言う．FAST は，①緊急時にすばやく，②救急室で，③循環動態にかかわらず，④移動せずに，⑤安全に非侵襲的に繰り返し，⑥低コストで，⑦放射線や造影剤を使用せず，⑧鎮静も不要で，⑨妊婦，小児にも検査可能である．わが国のガイドライン JATEC では，FAST に血胸，気胸を含めて eFAST を推奨している．

3．Secondary Survey（SS）

PS を無事に通過できれば，SS に入る．

AMPLE history では，受傷機転から腹部外傷を疑う．挟圧外傷，墜落外傷，ハンドル外傷では高頻度に腹部外傷を合併する．

Head to toe では，腹部所見を詳細に取る．

視診：シートベルト痕や圧挫痕，腹部膨隆を見る．

聴診：腸雑音減弱は，腸管損傷腹膜炎の後期に現れる．

圧痛：中毒，頚髄損傷，重症頭部外傷では腸管損傷腹膜炎でも圧痛を認めない．老人，小児では圧痛がはっきりしない．

筋性防御：腸管損傷の 7 割に早期から陽性となる．残り 3 割は早期に筋性防御を認めない．

1 2回目の FAST

PS で FAST 異常ならもちろんだが，異常がなくても，SS で，もう一度 FAST を行う．

2 血液検査

白血球増多，CRP 高値は，腹部外傷に特異的なものではない．AST，ALT が三桁になるときは肝損傷を疑う．膵損傷の初期には，アミラーゼは正常のことが多い．

3 急変

SS の途中で，バイタルサインが異常となったら，ABC 評価に戻る．特に FAST で腹腔内出血の増量に気づくことが多い．

SS で，異常所見を見つけたら，バイタルサインをチェックする．例えば，PS では発見できなかった腹腔内出血が増えてくるとき，最初に頻脈頻呼吸になる．

4．CT：バイタルサインが安定しているとき

画像診断に手間取って開腹手術の機会を逸することがあってはならない．Non-responder を CT 室に連れていくことは危険である．FAST が陽性で，出血性ショック non-responder の患者はすみやかに手術室へ向かうべき．初期輸液 1〜2 L に反応した場合は CT 室へ移動してよい．ただし，CT 後にショックになる transient responder の存在を忘れてはいけない．外傷 CT は CT 室ですばやく読影する FACT だ（全身 CT の項を参照）．

CT 後に KUB（腎尿管膀胱）撮影を追加すれば，尿路がよくわかる．

5．開腹手術・TAE

1 腹腔内出血止血手術

　ショックを伴った腹腔内出血（non-responder と一部の transient responder）は緊急開腹手術の適応である．transient responder は，CT により損傷臓器を推定した後に開腹手術あるいは経カテーテル的動脈塞栓術（transcatheter arterial emborization：TAE）を選択する．Responder は non-operative management（NOM）．

2 経カテーテル的動脈塞栓術（TAE）

　CT で血管外漏出像を認める脾臓，腎臓，肝臓損傷に対して，**TAE** がしばしば行われる．CT 室へ移動できない non-responder は，TAE の適応はない．それらが向かうところは，血管造影室ではない，手術室だ．

3 腹膜炎手術

　腹腔内出血のほかに，手術適応となるのは腸管損傷による腹膜炎である．腹部理学所見と CT で診断される．CT の解像度が格段に向上したため，初診時に腸管損傷を見抜くことができるようになった．膵臓，十二指腸損傷は後腹膜に隠れているため，腹部所見があいまいだ．また初回 CT でも見逃されることがある．Repeat CT が必要．膵損傷は主膵管の損傷の有無により手術術式が変わる．術前の MRCP（MR 胆管膵管撮影）あるいは ERCP（内視鏡的逆行性胆管膵管造影）が参考になる．

4 ダメージコントロール

　重症外傷患者は死の三徴を伴っていることが多い．これらに従来の止血を完全に行う手術を完遂すると結果は悲惨だった．
　止血手術を 3 段階に分けて行うダメージコントロールが推奨されている．
　①緊急開腹術を行い，単純な手技でできる限りの止血を行う．消化管再建は行わない．損傷臓器周囲をガーゼパッキングし，すばやく閉腹する．
　②ICU で血行動態，アシドーシス，低体温，出血傾向を是正する．呼吸管理を行う．
　③48〜72 時間後に 2 回目の開腹術を行う（staged laparotomy）．
　ダメージコントロールを考慮する死の三徴とは，**低体温<35℃，代謝性アシドーシス pH<7.2，出血傾向**．
　初回手術では，次の 4 項目を状況によって進める．
　①止血，②損傷部位の確認，③消化管汚染のコントロール，④消化管再建．
　ダメージコントロールの開腹ガーゼパッキングの追加止血処置として TAE がよく行われる．

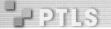

6．Non-operative management（NOM）

　多くの，腹部外傷は開腹手術せず，病棟入院後に輸液と短期間の禁食により治る．ただし，入院時に，非手術療法が決定しているわけではない．入院後は経過をみて，異常所見をいち早く察知し，開腹手術やTAEを考慮する．これらの処置が必要となる場面は，緊急性が高く，素早く対応しないと患者を失う．NOMは非手術宣言ではなく，異常所見が出たらすぐに止血術を開始できる体制で経過観察すること．

7．まとめ

　腹腔内出血は，FASTで見抜く．Non-responderは緊急止血術．輸液に反応すればCT検査を行う．実質臓器損傷ならTAEの適応がある．腸管損傷は腹膜炎となるので手術適応だが，腹部所見に乏しい群がある．

骨盤骨折

ポイント

◆重症骨盤骨折は後腹膜大量出血により出血性ショックに陥る．
◆初期治療は止血と，ショックからの離脱に向けられるべき．
◆止血には，TAEと創外固定術が有効．簡便固定法シーツラッピングを知る．
◆尿道損傷を疑ったら，フォーリーを入れない．

1．病態

1 骨盤の解剖

　腸骨と仙骨，腸骨と第5腰椎は骨盤後方部で強靭な靭帯群により結合されている．恥骨の裏には尿道，膀胱が近接し，恥骨にかかった外力の影響を受けやすい（図1）．尿道損傷の頻度は圧倒的に男性に多い．膀胱内に尿が充満した状態で外力を受けると，膀胱損傷が合併しやすい（表1）．

2 不安定骨盤骨折

　骨盤輪が一側で2カ所以上損傷しているときに骨盤輪は動揺しやすく，不安定である．1カ所なら動揺はなく安定型である．不安定型は，骨盤の固定性が失われること，大量出血を合併するという2つの意味で安定型と区別される．出血は，骨折面からの出血と静脈損傷による出血が多いといわれ，大量後腹膜出血となる．

表1　骨盤骨折に合併しやすい臓器障害

肝臓，脾臓，腸管などの腹腔内臓器の障害	16.5%：腹腔内出血，腹膜炎合併に注意
胸部大動脈損傷	鈍的外傷全体では0.3%なのに対して，骨盤骨折があると1.4%に上昇
膀胱損傷	5.8%：尿が充満したときの外傷で多い
尿道損傷	6.6%：ほとんどが男性
神経障害	不安定型骨盤骨折で10～15%，仙骨横断骨折（頻度は少ない）では50%以上

表2　骨盤骨折の分類

分類		特徴	主なX線所見
安定型骨盤骨折		出血・機能障害のリスクが少ない	
不安定型骨盤骨折		出血・機能障害のリスクが高い	
	側方圧迫型骨折	・最も頻度が高い ・骨盤腔が狭小化するため出血のリスクが比較的少ない	・受傷側の腸骨・閉鎖孔が小さく見える ・恥骨骨折が水平方向
	前後圧迫型骨折	・不安定型の約30% ・交通事故で多い ・出血のリスクが高い（特にOpen book型骨折）	・腸骨の左右差は比較的目立たない ・仙腸関節の離開が＞1cmで出血のリスク高い ・恥骨結合の離開が＞2.5cmなら後方の骨折合併リスク高い
	垂直剪断型骨折	・墜落外傷で多い ・頻度は少ないが出血・機能障害のリスクが高く最も重症（Malgaigne骨折）	・受傷側の腸骨が縦方向（主に頭側）に偏位
寛骨臼骨折		関節内骨折のため機能予後が悪い（歩行障害など）	

③ 骨盤骨折分類（表2）

　骨盤骨折の分類には多くの著者によりさまざまな分類が提唱されているが，JATECでは，①骨盤の輪状構造に破綻をきたさない安定型骨折，②骨盤輪に破綻を生じた不安定骨折，③股関節に骨折が及んだ寛骨臼骨折に大きく分類している．不安定型は外力方向から側方圧迫型（図2），前後圧迫型（図3），垂直剪断型（図4）に分けられる．後者ほど出血性ショックの頻度が高い傾向にある．しかし，骨折型，外力方向と出血量は必ずしも相関しないことに注意しなければならない．高齢者では安定型骨折であってもショックとなる頻度は高い．

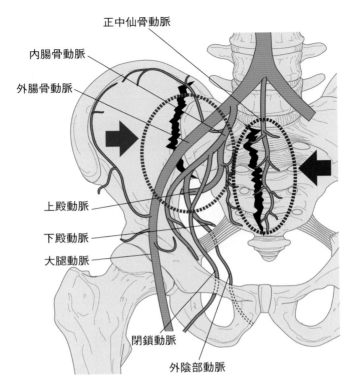

正中仙骨動脈

内腸骨動脈

外腸骨動脈

上殿動脈

下殿動脈

大腿動脈

閉鎖動脈

外陰部動脈

図1　骨盤の解剖
骨盤の骨髄は，生体の造血機能として重要な働きをしている．
そのため骨盤は豊富な血流の供給を得て，特に骨盤の内側の表
面は内腸骨動脈の分枝が接近している．仙骨の前面には静脈叢
が発達している．これらの動静脈が損傷すると出血は大量に後
腹膜腔へ流れ貯留する．

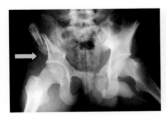

図2　側方圧迫型 Lateral
compression injury

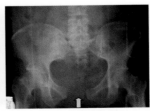

図3　前後圧迫型 AP com-
pression injury

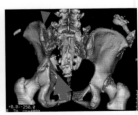

図4　垂直剪断型 Mal-
gaigne 骨折

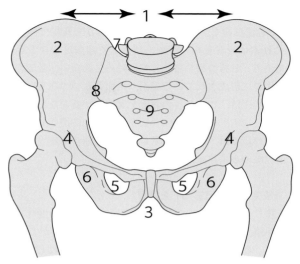

図5　骨盤 X 線読影の 9 つのポイント
1 左右対称性
2 腸骨翼の大きさ・高さ
3 恥骨結合の離開（2.5 cm 以上）
4 臼蓋骨折
5 閉鎖孔の左右差
6 恥骨・坐骨の骨折
7 第 5 腰椎横突起骨折
8 仙腸関節の離開
9 仙骨骨折

2．診断

1 骨盤 X 線読影 9 ポイント（図 5）

2 PS

　循環に異常を認めたら骨盤と胸部ポータブル X 線，FAST で評価する．高エネルギー事故のすべての患者に骨盤 X 線を撮影する．X 線で不安定な骨盤骨折があることがわかっているのに，骨盤の触診を不用意に行うと出血を増長させる．PS では骨盤の触診はしない．骨盤骨折によるショックを認めたなら，輸液蘇生と簡易骨盤固定，骨盤創外固定，TAE を急ぐ．

3 SS

　陰嚢，大陰唇血腫を見落とさない．下肢長差は，骨盤骨折の重要な所見であるが，下肢

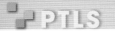

骨折単独でもみられるため，これのみで骨盤骨折と決めつけるわけにはいかない．X線で骨折がなければ SS で骨盤触診を念入りに行う．救急隊から現場で観察した骨盤触診所見を聴く．骨盤動揺の検索は骨盤骨折の診断手技としては満足できるものではなく，感度60％，特異度70％であり，日常診察手技としては勧められない．骨盤の評価で大事なことは，診察によって，すでに形成されている凝固，止血されつつある血餅を破壊しないことである．動揺性を見る加圧は，この血餅の剝離を誘発し，新たな出血を助長する．

触診では恥骨結合の圧迫の有無および腸骨翼を正中方向に押して，動揺と圧痛を診る．

意識清明な重症骨盤骨折では，全例に骨盤自発痛と圧痛がある．直腸診で直腸と会陰損傷，骨片の有無，前立腺の高位浮遊感を診る．

4 バイタルサインを安定させて造影 CT を撮影

骨盤 AP X 線で見逃しやすい，仙骨骨折，仙腸関節部骨折，臼蓋骨折の診断に有用．後腹膜出血の広がりや程度，腹腔内出血，腹腔内臓器損傷の診断ができる．血管外漏出像（blush）がみられれば，血管造影の適応．ショック状態のときは CT を省略して，TAE を急ぐ．

3．治療

治療は急速輸液，骨盤簡易固定，TAE，創外固定の組み合わせである[1]．

骨盤骨折によるショックの重症度により組み合わせを考える．全例急速輸液が必要．

1 骨盤簡易固定

シーツラッピング（図6）は容易に素早く行うことができ，ショックパンツと同様の効果が得られる．Non-responder で，TAE あるいは，創外固定までのつなぎに行う．Lateral compression injury に使用しても骨折が悪化する事実はない．恥骨結合離解の Open book 型で著効する．大転子を中心にして締める．骨盤と下腹部を，幅 30 cm の帯状にしたシーツで一巻きして締め，骨盤の安定を得る．結ぶと緩むので，シーツで十字を作った後に，コッヘルなどで固定する．市販の「サムスリング」も有用である（図7）．

2 TAE（transcatheter arterial embolization）

外傷患者は，若いため，血管造影のリスクは比較的低い．

①血管造影の適応

骨盤からの出血に対し 24 時間以内に輸血 4 単位以上，または 48 時間以内に輸血 6 単位以上が予測．FAST で腹腔内出血がなく骨盤骨折によるショック状態．CT で骨盤血腫が大きい．CT で仮性動脈瘤，血管外漏出像がある（図8）．

②TAE の方法

内腸骨動脈領域の破綻動脈枝に細片スポンゼルが塞栓物質として用いられるが，血管径

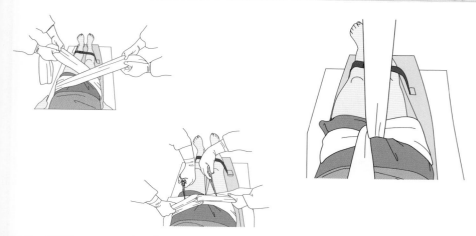

図6　骨盤シーツラッピング
締める強さは一定しない.

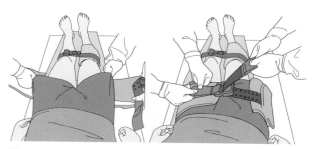

図7　サムスリング
約13kgの強さで締めることができる.

が大きい場合はコイルが使われる. コイルだけでは不十分なときは細片スポンゼルが追加される.

③ 創外固定 (図9)

　骨盤創外固定術で破綻した骨盤輪の安定を保ち, 骨盤腔の容量を減少させ, 骨折周囲の凝血形成による止血を期待する. ショックの時間を短縮することで, 輸血量を削減できる. 疼痛が軽減し, 臥床期間が短縮でき, 肺合併症を予防し, 病悩期間が短縮される.

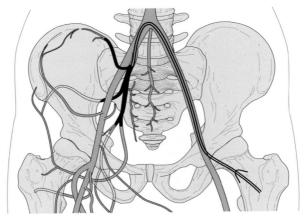

図8　血管外漏出

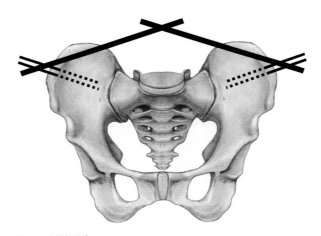

図9　創外固定
手術室または救急室で施行する．X線透視下あるいはブラインドでも可能．ピン周囲感染合併が 10～40%に見られる．

4 ログロールとフラットリフト

　SS で脊椎軸に捻りや屈曲を加えずに，背部観察するには，ログロールかフラットリフトが必要になる．ログロールは骨盤に重力がかかり，動揺を認める不安定な骨盤骨折の場合は，疼痛を訴えるだけでなく出血する危険がある．そのためこのような傷病者は頭部保持に 1 名と，体幹を一直線にしたまま浮かせるのに 5～6 名，バックボードの出し入れと背部

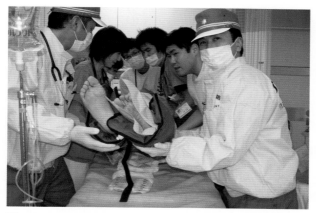

図 10　フラットリフト

診察に 1 名の合計 7 名で行うフラットリフトを行う（図 10）.

⑤ 尿道損傷

　直腸診で，前立腺高位浮遊があれば，尿道損傷を疑う．フォーリーを入れてはいけない．専門医にゆだねる．

4．まとめ

　不安定型骨盤骨折は出血性ショックの主因である．Non-responder に対しては，簡易骨盤固定，TAE と創外固定で止血する．

文　献

1）今　明秀，林　寛之：DVD まちがいのない救急基本手技．第 3 版，PART2，シービーアール，2010

頭　部

仙塩総合病院内科
大庭　正敏

本稿では，外傷初期診療における頭部外傷の位置づけを解説し，特に救急専門医・脳神経外科医以外の医師が，頭部外傷患者を診察する際の要点を理解することを目標とする．

1．一般的事項

疫学的には，米国では毎年 50 万人が急性頭部外傷で医療機関を受診するといわれている．このうち約 5 万人（10％）は，「即死」と考えられる最重症型で，病院到着前に死亡する．生きて病院へたどり着いた人のうち，80％は軽症で，短期間の治療のみでほぼ元通りの生活ができるようになり，たいていは入院を必要としない．残り 20％のうち，10％が重症であり，10％が中等度である．いずれも入院治療が必要で，特に重症頭部外傷は専門施設での集中治療を要し，生存しても重大な後遺障害に苦しむなど予後不良とされる．種々の程度の後遺障害を伴って生存する頭部外傷の患者は，毎年 10 万人以上と推定されている．

ポイント

> 頭部外傷で即死は 10％．病院で治療を受けるもののうちで，軽症は 80％，中等症，および重症はそれぞれ 10％ずつ．

2．一次性脳損傷と二次性脳損傷

脳組織はしばしば，外傷に引き続き起こる二次的損傷で重篤な障害を受ける．

脳は，豆腐のように柔らかな臓器であるが，くも膜と硬膜に覆われ，脳脊髄液中に浮かび，頭蓋骨という堅固な殻で保護されている．主要臓器のうちでは血流量が豊富で，体重の 2.5％の脳に全血流の 15％が流れている．脳の正常な活動にはエネルギー代謝が必要で，そのためには酸素とブドウ糖が必須である．しかし，脳組織にはブドウ糖と酸素の蓄えはほとんどないため，脳血流により常時ブドウ糖と酸素を供給する必要がある．

これらの理由から，脳は直達外力や虚血に対してはきわめて脆弱な臓器である．一次性脳損傷は，外力が脳実質を直接損傷することを意味し，破壊された脳組織を治療で元に戻すことは，通常不可能である．二次性脳損傷は受傷後のさまざまな要因で生じ，適切な判断や処置，治療で軽減することが可能である．二次性脳損傷は，さらに頭蓋内因子と頭蓋外因子に分けられる．

頭蓋内因子とは，血腫などの占拠性病変による圧迫，すなわち脳ヘルニアによる脳幹障害，あるいは脳虚血，脳浮腫，けいれん，感染などを指す．

　頭蓋外因子とは，低酸素血症，低血圧（ショック），高/低二酸化炭素血症，低血糖，貧血，高熱などを指す．

　「初療医」にとって，これらの二次性脳損傷，とりわけ頭蓋外因子に対し，適切に評価し処置を行うことが，頭部外傷初期治療の要点となる．

3．頭部外傷初期治療の要点

①呼吸循環（ABC）の安定化を優先する．
まず酸素化とショックの治療から
②GCS による評価と重症度分類
「切迫する "D"」の認識と対応
CT 施行のタイミング
③軽症患者の重症化を見逃さない

1 呼吸循環（ABC）の安定化を優先する

　Primary Survey での ABC の安定化すなわち「気道を開通させ，十分な酸素化と循環の維持」が最優先される．このことが，二次性脳損傷を最小限にし，患者の転帰改善に大きく貢献する．次いで DEs にしたがって初期治療を進め，後述する「切迫する "D"」を認めた場合には，必要な対応を行う．

①気道確保と呼吸管理

　頭部外傷に伴って，一過性に呼吸停止になることがあり，この無呼吸が長引くと死に至る．一刻も早い気道確保と 100％酸素による換気が必要で，気道開通を維持できなければ気管挿管を行う．過換気は重症頭部外傷患者では原則として避ける．過換気にすることにより，アシドーシスの補正や頭蓋内圧低下がある程度可能ではあるが，良好な予後につながるわけではない．

　まず酸素化とショックの治療から：重症頭部外傷連続 100 例の検討では，30％で低酸素血症（PaO_2 65 mmHg 以下），13％で低血圧（収縮期血圧 95 mmHg 以下），12％で貧血（ヘマトクリット 30％以下）であった．入院時に低血圧があると死亡率は 2 倍になり，また低酸素と低血圧が合併すると死亡率は 75％に達するといわれる．それゆえ，重症頭部外傷の初期治療では，呼吸循環を安定させることが何よりも重要であり，優先されなければならない．

ポイント

> 重症頭部外傷の初期治療では，**十分な酸素化と血圧の維持に最大限の努力を傾注しな**
> **ければならない．**

②循環管理

　すでに指摘したように，重症頭部外傷患者における症状悪化の原因は，低酸素と低血圧

である．もし低血圧がある場合には，まず急速輸液により循環血液量を保たねばならない．脳幹延髄の機能停止をきたすような末期的状態以外では，脳損傷だけで低血圧になることはまずないと考えてよい．低血圧は重症な失血のよい指標となる．その他，脊髄損傷，心挫傷や心タンポナーデ，緊張性気胸も原因として考えなければならない．急速輸液により血圧が正常化すると，意識レベルが改善することがある．重症頭部外傷はしばしば重篤な多発外傷を伴っている．あるシリーズでは，重症頭部外傷の50%以上で，専門治療を要する多部位の損傷を伴っていたとされている．

ポイント

> 頭部外傷単独では低血圧にはならない．合併する出血性損傷を考慮して検査を進めると同時に，急速輸液を開始し血圧を正常化しなければならない．
> 重症頭部外傷では多発外傷があるつもりで全身の検索をしなければならない．

2 GCS による評価と重症度分類

　Primary Survey において，神経学的異常は，Disability の頭文字を取って"D"で表され，ABC の次に評価する．"D"の生理学的評価は意識判定で行うが，グラスゴー・コーマ・スケールを用いるのが便利である．**GCS**（Glasgow coma scale）は，1974年，英国のJannettとTeasdale らによりLancet に発表された．意識レベルを「開眼」，「言葉による応答」，「運動による最良の応答」というそれぞれ互いに無関係で独立したカテゴリーについて評価する方法で，初期には看護スタッフによる意識障害患者の経時的な状態観察のためのツールとして使用された．スコアとしての表現方法は，それぞれのレベルにスコア（点数）をつけ，3つの要素のスコアの和で総合的に意識レベルを評価する．したがって，3が最も悪い意識レベルで，15が意識清明となる（表1）．

ポイント

> GCS スコアで，15は意識清明，3は最も悪い意識レベル

　GCS スコアを用いることで，頭部外傷患者の意識障害の程度をある程度定量化でき，また検者間や施設間での評価の差が少なくなるため，客観性の高い検討が可能となる．GCS スコアは頭部外傷以外でも，意識レベルに変化をきたすような病態の評価にも用いられる．GCS で昏睡とは，命令に従えない：5以下，理解できない声：2，開眼しない：1，の合計スコア8以下と定義されている．実際にスコア何点をもって昏睡とするか，厳密には難しいところであるが，スコア8以下を昏睡とするということで大方の同意は得られている．重症頭部外傷と，軽症もしくは中等症頭部外傷の区別は比較的容易であるが，軽症と中等症頭部外傷の区別にはいろいろな説がある．本稿ではATLSなどに準拠し，スコア9～13は中等度，スコア14～15は軽症と定義する．GCS を使用する場合にももうひとつ注意すべきことは，スコアを見るとき，最も重要なカテゴリーは，最も情報量の多い「運動によ

表1　グラスゴー・コーマ・スケール（GCS）

開眼 (eye opening)	自発的に (spontaneous) 言葉により (to speech) 痛み刺激により (to pain) 開眼しない (nil)	E	4 3 2 1
言葉による応答 (verbal response)	見当識あり (orientated) 錯乱状態 (confused conversation) 不適当な言葉 (inappropriate words) 理解できない声 (incomprehensible sounds) 発声がみられない (nil)	V	5 4 3 2 1
運動による最良の応答 (best motor response)	命令に従う (obeys) 痛み刺激部位に手足をもってくる (localizes) 四肢を屈曲する (flexes) 　　　　逃避 (withdraws) 　　　　異常屈曲 (abnormal flexion) 異常伸展 (extends) まったく動かさない (nil)	M	6 5 4 3 2 1

る最良の応答（M）」である．また，「最良の応答」を確認するためには左右両側について
検査することを忘れてはならない．

ポイント

> GCS スコアによる頭部外傷重症度分類．スコア 8 以下は重症，9〜13 は中等症，14〜
> 15 は軽症．

①「切迫する "D"」の認識と対応（重症頭部外傷の取り扱い）

　先に述べたように，重症頭部外傷とは，GCS スコア 8 以下を指す．このグループの患者
は，反応が低下し，命令に従うことができない．死亡率は高く，また重篤な後遺症を残す
危険性が高いグループである．それゆえ，一刻も早い診断と治療が要求される．この状態
を JATEC コースに準拠し，「切迫する "D"」と呼ぶことにする．「切迫する "D"」を認識
したら，ただちに行うべきことが 3 つある[1]．

　①確実な気道確保としての気管挿管

　②脳外科医への連絡

　③Secondary Survey（SS）の最初に頭部 CT を施行

　GCS スコア 8 以下の意識障害に対し，気管挿管を行うことにより予後が改善するという
報告がある．気管挿管適応の根拠である．

　実際にはこの GCS レベルで開頭手術が必要な頭部外傷は 10％に満たない．しかし，開
頭手術が必要な外傷性頭蓋内出血は，この GCS レベルで脳外科医を呼ばないと手遅れとな
ることがある．

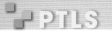

　SS は，解剖学的な全身観察と根本治療のための臓器別診断であるが，「切迫する "D"」を認識した場合は，「脳」の検査が第一優先となり，SS の最初に，頭部 CT により頭蓋内の評価を行う．常勤の脳外科医がいない施設では，CT 検査に時間を費やすよりは，専門施設への転搬送を優先する．中等度以上の外傷は脳外科へ転送する．

ポイント

> 「切迫する "D"」対応の要件は，確実な気道確保としての気管挿管，脳外科医への連絡，SS の最初に頭部 CT を施行，の 3 つである．

②その他の「切迫する "D"」

　気道が確保され，呼吸循環が安定ししだいすぐに，SS で神経学的検査すなわち GCS スコアの再評価および瞳孔検査，運動麻痺の判定を行う．

　昏睡患者では，爪床や胸骨の刺激で運動反応を見る．このときの最良運動反応が予後判定のよい指標となる．したがって，数時間ごとに最良運動反応をチェックし，また左右両側で運動反応がどうかをあわせてチェックする必要がある．GCS スコアが急速に 2 ポイント以上低下，脳ヘルニアの初期サインとして，片側瞳孔の軽度散大および対光反射の緩慢化が出現したら，「切迫する "D"」と判断し，前述した対応を行う．

ポイント

> 神経学的検査で重要なのは，GCS スコアの最良運動反応および瞳孔反応である．

③ 重症頭部外傷における内科的治療

　重症頭部外傷患者に対する集中治療のおかげで死亡率は 3 分の 2 に減少した．この集中治療の目的は，二次性脳損傷を予防することにある．つまり損傷を受け「気絶した」状態の神経細胞は，良い環境におけば，いずれ復活し機能も回復するであろうという論理に基づくものである．重症患者では，気管挿管による気道確保を行う．過換気は避けるが，どうしても必要であれば，PCO_2 で 25〜35 mmHg を目安とする．ショックは積極的に治療およびその原因を探る．輸液はブドウ糖を含まない生理食塩水もしくは乳酸加リンゲルなどの細胞外液を使用し，血圧の安定化を図る．マンニトールなどの脳圧降下剤の使用は脳外科医に委ねる．長時間作用型の筋弛緩薬は使わない．血圧が安定したら，神経所見および合併外傷のチェックを行う．常に頸椎損傷を念頭に置く．迅速に脳外科医とコンタクトをとる．患者の神経所見は頻回にとることが重要である．

④ 中等度頭部外傷の取り扱い

　中等度頭部外傷とは GCS スコア 9〜13 を指す．救急外来の頭部外傷のうち 10％がこの範疇に入る．患者は簡単な命令には従うことができるが，しばしば錯乱や傾眠状態であり，片麻痺などの脳局所症状をきたしていることもある．10〜20％の患者は症状が悪化し昏睡

にいたることもある．それゆえ，このグループの患者は，重症頭部外傷と同じように取り扱わなければならない．必ずしも全例に気管挿管の必要はないが，気道確保には十分な注意が必要である．早い段階で脳外科医へコンサルトすべきで，いたずらに時間を浪費してはならない．CT スキャンは全例で必要．341 例の検討では，40％で初回 CT スキャンの異常があり，8％で手術を要したという．初回 CT スキャンが正常でも，経過観察のために入院が必要である．神経学的に回復し，その後の CT スキャンでも異常がなければ，患者は数日で退院可能となる．一方，症状が悪化し昏睡状態になる場合には，重症頭部外傷に準じた取り扱いをしなければならない．

ポイント

> 中等度頭部外傷では，呼吸循環を安定させたらただちに脳外科へコンサルトする．CT スキャンは SS で全例に施行する．

　軽症頭部外傷とは，GCS スコアで 14 と 15 のものを指す．救急外来を受診する頭部外傷のうち 80％はこの範疇に入る．このグループの患者は，覚醒し指示動作にも応じるが，意識消失があったかもしれず，また受傷前後の記憶がないこともあるが，確認は困難なことが多いし，アルコールやその他の薬剤で修飾されてしまうこともある．ほとんどの患者は完全に回復するが，約 3％は重篤な後遺症を残すこともあるとされている．すべての頭部外傷患者，とりわけ一過性の意識消失のあったものや頭痛の強いものでは CT 検査を行う．しかしながら，すぐに CT スキャンがとれずしかも患者が無症状で覚醒しているならば，病院内で 12〜24 時間経過観察することが望ましい．意識消失を伴う軽症頭部外傷患者 658 例で調査したところ，18％は CT スキャンで異常があり，5％で手術を要した．一方，入院時 CT スキャン正常だった 542 例では，その後の症状悪化もなく，手術もなかった．しかし，数時間経過して頭蓋内血腫を形成することはあり得る．現時点では頭部単純 X 線撮影は，穿通性頭部外傷および CT スキャンがすぐにできないときのみ，その必要性があると考えられている．軽症頭部外傷の危険因子は以下の通りである．

　高危険因子とは，出血素因（抗凝固薬，抗血小板薬も含む），薬物・アルコール，脳外科手術の既往，外傷前けいれん，60 歳以上，単純 X 線での頭蓋骨骨折，何らかの神経学的異常などで，6〜10％に手術が必要とされる．中危険因子とは，GCS 15 であるが受傷直後の意識消失，健忘，嘔吐，広範囲の頭痛などを伴うもので 1〜3％に手術が必要とされる．低危険因子とは，GCS 15 でありなおかつ上記因子がないもので要手術は 0.1％以下といわれている．

文　献

1）日本外傷学会，日本救急医学会（監）：外傷初期診療ガイドライン JATEC．改訂第 6 版，へるす出版，2021

理　論

脊椎・脊髄

国立病院機構仙台医療センター総括診療部長／救命救急部長
山田　康雄

ポイント

◆交通事故や墜落などの高エネルギー外傷においては，常に脊椎・脊髄損傷の存在を念頭に置いて診療を進める．

◆脊髄損傷は外傷患者を生命危機にさらすばかりでなく，救命に成功しても重篤な不可逆性の機能障害を作ることに留意する．

◆脊椎の保護が不十分であると，神経症状のない脊椎骨折患者を脊髄損傷にしてしまったり，重症化させてしまうことになるので十分注意する．

脊椎・脊髄外傷の病態と診断，頸椎固定の適応と解除基準について解説する．

脊椎・脊髄の解剖

脊椎は頸椎7，胸椎12，腰椎5，仙骨，尾骨で構成されている．椎骨（図1）は主に椎体と椎弓からなり，椎骨が上下に連なることで脊柱を形成し，脊髄は脊柱管の中を通る．

脊髄の断面（図2）を見ると，中心部にH型の灰白質，その周囲に白質がある．灰白質の前角には運動神経が，後角には知覚神経が入っている．

脊髄の中では上下方向に，3つの伝導路が走っている．

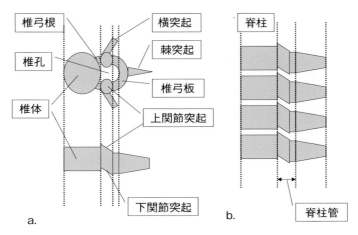

図1　脊椎の解剖

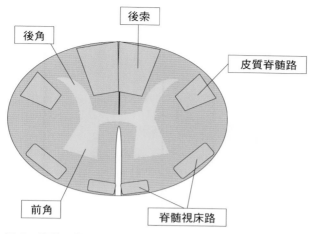

図2　脊髄の横断面

1 ）脊髄視床路：脊髄の前外側にある．反対側の温痛覚・触覚を伝える．
2 ）皮質脊髄路：脊髄の後外側にある．同側の随意運動を伝える．
3 ）後索　　　：脊髄の後側にある．同側の位置覚・振動覚を伝える．

これら伝導路では，中心部から外側に向けて頚髄・胸髄・腰髄・仙髄の順に，それぞれの由来の線維が走っている．この構造を頭に置くと，中心性頚髄損傷（後述）の症候が理解しやすくなる．

脊椎の病態

1．脊椎損傷

　脊椎・脊髄損傷は頚椎（髄）が最も多い．脊椎骨折患者の10％前後に，頚・胸・腰の複数部位骨折がみられるので[1,2]，頚椎骨折を見つけたら全脊柱のX線検査を行う必要がある．脊椎骨折の10〜15％に脊髄損傷が合併する．頭部外傷の7〜24％に脊椎損傷がみられ，逆に脊椎・脊髄損傷の40〜79％に頭部外傷が合併する[3,4]．
　脊椎骨折の不安定性を評価する方法として，最もポピュラーなものとして Denis の three column theory がある[5]．矢状断でみた脊椎を，前から a）前縦靱帯〜椎体前 1/2（anterior column），b）椎体後ろ 1/2 ＋後縦靱帯＋後方線維輪（middle column），c）椎弓〜棘突起〜棘上靱帯（posterior column）の3つに分ける（図3）．middle column を含む2つ以上に損傷があるものは不安定と判断する．例えば，椎体の前方のみが潰れる圧迫骨折は比較的安定だが，後方まで潰れる破裂骨折は不安定となる．

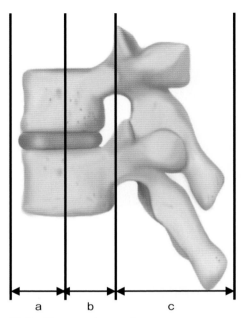

図3　Three column theory
a) anterior column, b) middle column,
c) posterior column

1 頚椎損傷

　頚椎損傷から頚髄損傷をきたすと呼吸障害から生命危機をきたし，また四肢麻痺といった重篤な後遺障害を残すので，頚椎固定を軸とした頚椎保護はきわめて重要である．

　頚椎は他の部位に比べ，環椎（第1頚椎），軸椎（第2頚椎）という特殊な椎骨があり，それゆえ特殊な骨折がある（後述）．

　頚椎損傷ではまれに椎骨動脈損傷を合併し，椎骨脳底動脈系の脳梗塞をきたすことがあるので注意が必要である（初診時無症状で，遅れて脳梗塞を発症することもある）．CT angiography[6]や MR angiography[7]が診断に有用である．

2 胸腰椎骨折

　胸椎は肋骨との接合により補強されているので，胸椎骨折（T1〜T10）があれば，かなり強い外力がかかったと考える必要がある．したがって胸椎骨折をみたら，他の胸部外傷の合併に十分注意を払わねばならない（図4）．また胸椎の脊柱管は狭いので，完全脊髄損傷になる可能性が高い．胸腰椎移行部（T11〜L1）は生理的弯曲部であり，骨折の好発部位である．腰椎骨折（L2〜L5）では馬尾損傷を合併しやすい．

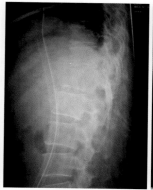 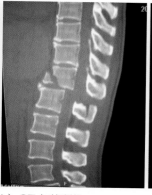 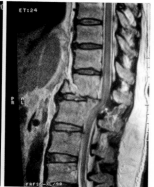

a）側面単純Ｘ線　　　　b）CT 矢状断像　　　　c）MRI 矢状断像

図4　胸椎骨折症例（肝損傷・脾損傷・両側血胸を合併）

2．脊髄損傷

　脊髄損傷の分類は，①脊髄損傷の高位，②神経症状の重症度，③骨傷の有無，に従ってなされる．

1 脊髄損傷の高位

　脊髄の損傷高位は，"両側で"感覚が正常に保たれており，運動が少なくとも徒手筋力テスト（MMT）で3/5（重力に抗して動かせる）以上を示す最も尾側端のレベルを指す．T1よりも上位の損傷（頚髄損傷）は四肢麻痺に，T1以下の損傷は対麻痺になる．C4レベルの損傷（鎖骨レベルの感覚障害）では横隔神経麻痺をきたし，自発呼吸ができなくなるので注意が必要である．また，下位頚髄・上位胸髄の障害では肋間筋麻痺から腹式呼吸をきたす．

　なお，脊髄の損傷高位レベルと骨傷のレベルは必ずしも一致しないので，Ｘ線画像のみで脊髄損傷の高位診断はできない．

　脊髄損傷としての神経所見があれば，MRIが診断に有用である．

2 神経症状の重症度

　脊髄損傷は不完全型と完全型に分けられる．完全型は損傷高位レベル以下の一切の知覚・運動機能が消失したものを，不完全型は少しでも知覚・運動機能が残るものを指す．損傷高位レベルとの組み合わせで，完全四肢麻痺・不完全四肢麻痺・完全対麻痺・不完全対麻痺に分けられる．完全型か不完全型かにより神経症状が回復する可能性は異なり，完全型の予後は不良である．

損傷高位レベル以下の，一過性の全脊髄機能消失（弛緩性麻痺，腱反射消失，感覚消失）を脊髄ショック（spinal shock）と言う（低血圧・徐脈を示す循環不全状態は神経原性ショックであり，混同しないように）．多くは24時間以内に回復するが，数週間持続することもある．回復は下位髄節から始まるので，仙髄に支配される肛門反射，球海綿体反射をチェックすることでspinal shockからの回復を知ることができ，完全型か不完全型かの判別が可能となる．

不完全型脊髄損傷には，以下のタイプがある．

①中心性脊髄症候群

頚髄に多く，もともと脊柱管が狭いところに過伸展外力（顔面から前向きに倒れるなど）が加わって起こるケースがよくみられる．脊髄の中心部が障害を受けるため，伝導路の外側を走る下位髄節由来の線維が保たれる結果，上肢優位の神経症状を示す．

"歩けるけれど両上肢がしびれて動かない"ケースもある．回復は，下肢・膀胱機能・上肢近位部・手指の順になる．比較的，予後良好とされている．

②前脊髄症候群

前脊髄動脈領域の脊髄前半部が梗塞になることで起こる．外傷ではまれである．後索が保たれるため深部覚は残存するが，両側性に温痛覚は障害され，対麻痺となる．

③ブラウン・セカール症候群

左右のどちらか半側のみ障害されるもので，まれである．障害同側の運動麻痺・深部覚障害，反対側の温痛覚障害がみられる．

③ 骨傷の有無

脊髄損傷は，骨折や偏位などの骨傷を伴うものと，伴わないものに分かれる．後者をX線上異常のない脊髄損傷（SCIWORA；Spinal Cord Injury WithOut Radiographic Abnormalities）と言う．日本では高齢者の頚髄損傷に多くみられるが，海外では小児に多いとされている．

脊椎・脊髄損傷の診断

1．Primary Survey（PS）での留意点

① AC：固定

頚椎損傷が否定されるまでは，頚椎カラー固定を継続する．（1）患者の症状と（2）受傷機転の2点から頚椎損傷の可能性を考え，頚椎保護を行う．（1）症状としては，頚部痛・神経学的異常所見，鎖骨より上の外傷，意識障害，アルコールや薬物の中毒，（頚部から気を逸らせるような）激痛を伴う他部位の外傷など，（2）受傷機転としては交通事故・転落などの急速減速外傷があれば，頚椎固定を行う．ほとんどの場合，プレホスピタルから，硬性頚椎カラーとバックボード（またはスクープストレッチャー）固定で搬送されて来る

ので，これを継続する．カラーだけでは万全とは言えず，愛護的に頚部を扱うことが大切である．変形・疼痛などで正中中間位保持が困難な場合は，無理な外力を加えず，タオルやパッドなどを用いて安静な位置に固定しておく工夫も必要である．

② B：呼吸

呼吸様式で腹式呼吸がみられれば，頚髄損傷を疑うヒントになる．上位頚髄損傷では呼吸停止に至る危険がある．気道確保と補助呼吸の必要性を念頭に置く必要がある．

③ C：循環

脊髄損傷では交感神経系の障害により副交感神経優位となり，しばしば神経原性ショックをきたす．徐脈・低血圧が特徴的で，皮膚も冷感・蒼白を示さない．初期輸液療法で対処するが，輸液だけでは血圧を維持できずアトロピンや昇圧剤が必要になることがある．ただし，出血性ショックや閉塞性ショック（心タンポナーデ，緊張性気胸）をきちんと除外したうえで，神経原性ショックとして対処しなければならない．

④ D：中枢神経機能評価

頚髄損傷で四肢麻痺がある場合，四肢での GCS-M 評価ができない．顔面で再現可能な動作命令（指の動きを目で追わせる，開閉眼を反復させる，など）を行い，従命ありならM6 と評価する．

2．Secondary Survey（SS）での留意点

① 頚部の診察

後頚部の圧痛，変形を触診でチェックする．

② 胸部の診察

PS の B の評価と同じである．

③ 腹部の診察

知覚低下のため腹部所見があてにならず，腹部外傷を見逃しやすいので注意が必要である．

④ 会陰部診察・直腸診

陰茎持続勃起，肛門括約筋の弛緩をチェックする．

⑤ 背面観察

胸腰椎の圧痛，変形，れき音をチェックする．

表 1　NEXUS による頚椎 X 線適応基準

以下の基準から，一つでも外れたら頚椎 X 線を撮影しなければならない.
1. 後頚部正中の頚椎に圧痛がない.
2. 薬物中毒が疑われない.
3. 意識清明である.
4. 神経学的異常所見がない.
5. 他に注意をそらすような激痛を伴う損傷がない.

※NEXUS；the National Emergency X-Radiography Utilization Study

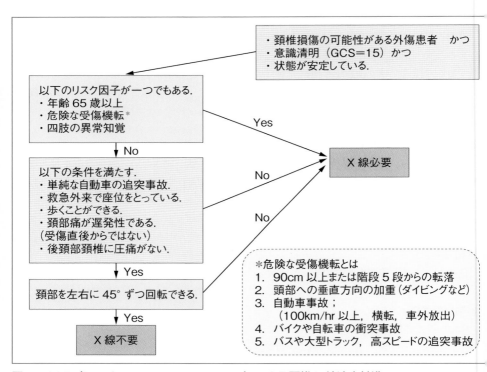

図 5　CCR（The Canadian C-Spine Rule）による頚椎 X 線適応基準

6 神経学的所見

　運動，感覚，腱反射の評価を行う．ピリピリ痛いしびれ感が特徴的である.

3．頚椎側面 X 線

　頚椎固定を要する患者では，頚椎単純 X 線・3 方向（正面・側面・開口位）を撮影する．
頚椎 X 線撮影の適応基準として米国では NEXUS[8]（表 1），カナダでは CCR[9]（図 5）が提

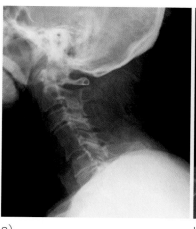
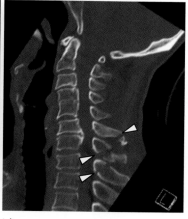

a)　　　　　　　　　　　　　　　　b)

図6　C6，C7，T1 棘突起骨折
a) 側面単純X線．C6以下の描出が不完全．
b) CT矢状断．単純X線で隠れていた骨折が描出された．

唱されている．
　側面像は情報量が最も多く，頚椎X線評価の基本である．まず下位頚椎の損傷を見逃さないために C7 まできちんと写すことが必要である．そのために患者の両腕を尾側に引っ張り下げて撮影する．それでも C7 が見えない場合には CT を追加する（図6）．
　頚椎側面X線は以下の ABCD に沿って読影していく（図7）．

1 A：Alignment　アライメント（図7-①，②，③，④）
　4つの line（①椎体前面 line，②椎体後面 line，③spinolaminar line，④棘突起 line）が滑らかかどうかをチェックする（棘突起を結ぶ線は，C1 は含めない）．

2 B：Bone　骨
　1つずつ骨の輪郭を追う（椎体，棘突起，椎弓根，椎弓板）．

3 C：Cartilage　軟骨
　椎間板，椎弓関節の距離をチェックする．

4 D：Distance of soft tissue　軟部組織の距離（図7-a，b，c）
　・環椎―歯突起前面間距離　Atlanto-Axial distance

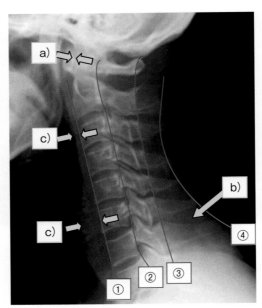

図7　頚椎単純X線の読影

　　　正常：成人で3mm以下・小児で5mm以下
・棘突起間の開き　fanning
・椎体前面と軟部組織間距離
　　　正常：C2〜4レベルで，成人・小児とも7mm以下
　　　　　　C6レベルで，成人22mm以下・小児14mm以下
成人の軟部組織間距離は「C1-C3-C6（1・3が6）で，3×7＝21（22）」と覚える．

　脱臼がある場合，脱臼部位の尾側の椎体を基準として，その頭側の椎体が前方・後方のいずれにずれているかを見る．例えば図8では，C6を基準として，C5が前方にずれているので「C5の前方脱臼」と表現する．

　意識障害や気管挿管のため開口位の撮影が困難な場合には，単純X線正面・側面に上位頚椎のCTを追加する．開口位（または上位頚椎CT）では，C1粉砕骨折（Jefferson骨折；図9）を描出することができる．Jefferson骨折は，頭尾方向に強い外力を受けることで生じる不安定骨折である．C1の外側のラインがC2より1mmでも外側にずれていれば（左右合わせて7mm以上，という報告もあり）異常である．またC2の歯突起骨折（図10）も描出可能である．歯突起骨折や環椎横靱帯損傷では環軸椎脱臼を起こすことがある．開口位に加えて，側面単純X線の環椎—歯突起間距離の開大で判断する．

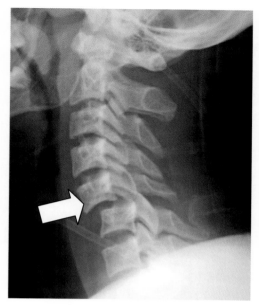

図8　C5前方脱臼の側面単純X線

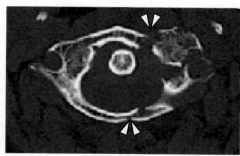

a) 横断像

図9　Jefferson骨折のCT像

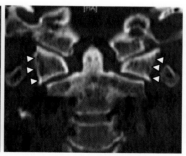

b) 冠状断像．C1の外側縁が左右
　　に広がっている．

　この他，特殊な頚椎骨折としてハングマン骨折（首つり骨折）がある．軸椎の椎弓根骨折で，不安定骨折である（図11）．

　上述の通り，単純X線で必ずしもすべての骨傷を描出できるわけではなく[10]，X線で異常が見られなくても疼痛や神経所見がある場合にはCT撮影も考慮する．

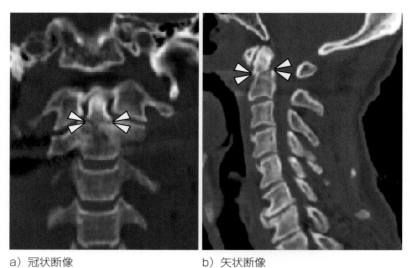

a) 冠状断像　　　　　　　　b) 矢状断像

図10　歯突起骨折のCT像

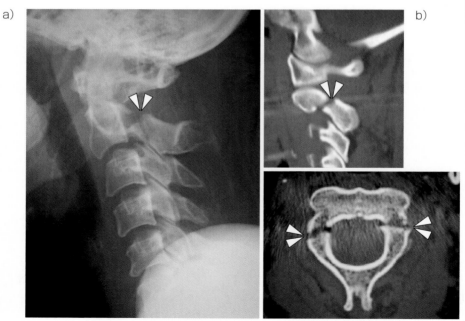

a)

b)

図11　ハングマン骨折
a) 側面単純X線, b) CT矢状断像, c) CT横断像

表2　頚椎 CT の適応

・不適切な頚椎 X 線（側面で C7 まで写っていない.
　意識障害や気管挿管のため，開口位ができない）
・頚椎 X 線が正常でも頚部痛が強い場合
・頚椎 X 線でなんとなくおかしいと思ったとき
・X 線で頚椎骨折を認めるとき
・頚髄損傷を疑う神経所見があるとき（MRI も必要）
・頭部 CT の適応があるとき，ついでに

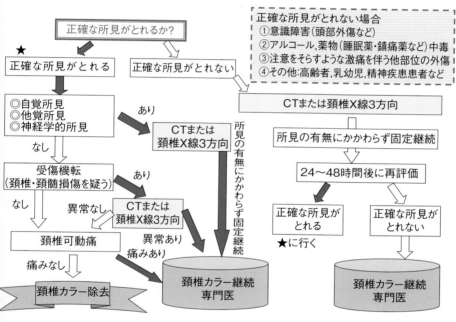

図 12　頚椎固定解除基準

4．頚椎 CT

　CT で写る頚椎骨折の 6 割しか X 線では見つけられない．一方，全症例 CT を撮るのでは能がない．でもやっぱり X 線より CT のほうが明らかに優秀なので悩むところ…以下に頚椎 CT の適応を示す（表2）.

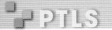

5．頚髄損傷に対する手術治療

骨傷のある頚髄損傷に対しては，受傷後24時間以内の減圧手術が神経学的改善に有用との意見が広がりつつある[11,12]．したがって，外傷性頚髄損傷ではすみやかに脊椎外科医にコンタクトをとることが望ましい．

6．頚椎固定解除基準

頚椎固定解除基準は図12のようになる．

7．まとめ

重症外傷では脊椎・脊髄損傷が潜んでいることを忘れずに，適切な脊椎の保護，脊椎・脊髄損傷の評価を行い，きちんと専門医にコンタクトをとることが重要である．

文　献

1）Robertson A, et al：Spinal injury patterns resulting from car and motorcycle accidents. Spine（Phila Pa 1976）27（24）：2825-2830, 2002

2）Sharma OP, et al：Assessment for additional spinal trauma in patients with cervical spine injury. Am Surg 73（1）：70-74, 2007

3）Mulligan RP, et al：A nationwide review of the associations among cervical spine injuries, head injuries, and facial fractures. J Trauma 68（3）：587-592, 2010

4）Pirouzmand F：Epidemiological trends of spine and spinal cord injuries in the largest Canadian adult trauma center from 1986 to 2006. J Neurosurg Spine 12（2）：131-140, 2010

5）Aebi M：Classification of thoracolumbar fractures and dislocations. Eur Spine J 19（Suppl 1）：S2-S7, 2010

6）Emmett KP, et al：Improving the screening criteria for blunt cerebrovascular injury：the appropriate role for computed tomography angiography. J Trauma 70（5）：1058-1063, 2011

7）Torina PJ, et al：Incidence of vertebral artery thrombosis in cervical spine trauma：correlation with severity of spinal cord injury. AJNR Am J Neuroradiol 26（10）：2645-2651, 2005

8）Hoffman JR, et al：Validity of a set of clinical criteria to rule out injury to the cervical spine in patients with blunt trauma. National Emergency X-Radiography Utilization Study Group. N Engl J Med 343（2）：94-99, 2000

9）Stiell IG, et al：The Canadian C-spine rule for radiography in alert and stable trauma patients. JAMA 286（15）：1841-1848, 2001

10）Como JJ, et al：Practice management guidelines for identification of cervical spine injuries following trauma：update from the eastern association for the surgery of trauma practice management guidelines committee. J Trauma 67（3）：651-659, 2009

11）Fehlings MG, et al：Early versus delayed decompression for traumatic cervical spinal cord injury：results of the surgical timing in acute spinal cord injury study（STASCIS）. PLoS One

7（2）：e32037, 2012

12）Badhiwala JH, et al：The influence of timing of surgical decompression for acute spinal cord injury：a pooled analysis of individual patient data. Lancet Neurol 20（2）：117-126, 2021

理　論　看護師コース（Ⅰ）

家族対応

千里金蘭大学看護学部

平尾　明美

ポイント

◆初期外傷患者の特性を知る

◆患者家族の心理的特徴を知る

◆家族のための病院内のオリエンテーション

◆ AMPLE による病歴聴取

1．患者・家族を知る

　救急外来を受診する傷病者の多くは，疾病後の経過が思わしくないことで受診することが多い．しかしながら，外傷で外来搬送される傷病者は交通事故や作業中の転落など日常生活の中での不慮の出来事となる．初期外傷患者は表1に示すように病態の変化も不安定である．また，傷病者である本人はもとより，不慮の事故の連絡を受けた家族においてもさまざまな思いを持った心理状態のまま病院に駆けつけることになる（表2）．

　一方，傷病者が救急外来に搬送された医療施設では，一斉に検査，処置，時には心肺蘇生が始まり，医療スタッフ全員がそれぞれの役割から多忙きわまることとなる．特に二次医療施設では，人に余裕はなく，処置中となると家族が来院したことにも気がつかないこともある．しかしながら，そのような時であるからこそ看護師は役割として傷病者の家族

表1　初期外傷患者の特性

◆緊急度・重症度は常に変動する
◆緊急度の高い病態ほど症状の進展が早い
◆意識レベルを含むバイタルサインが正常範囲から逸脱する度合いが大きいほど緊急度が高い
◆外傷は損傷部位による特性があり，複数の損傷になるほど病態もさまざまになる

表2　救急患者家族の心理的特徴

◆突然の出来事に遭遇して困惑動揺が強い
◆起こった出来事や患者の状態を認めることが難しい
◆救急処置の状況や生命予後についての情報が乏しく，過度の期待や悲観を持ちやすい
◆治療に参加ができない無力感

（堤　邦彦：救急医療におけるメンタルケア，1997）

への看護を忘れてはならない.

2. 家族への対応

1 来院時の対応

　傷病者の家族が来院したと受付などから救急外来に連絡が入ったときには，早めに家族に接触することを心がける必要がある．家族にとっても突然の出来事であり困惑や動揺が激しいことが多いので，傷病者の情報を伝えることで現実の知覚と落ち着きを取り戻してもらう必要がある．また，短時間でも家族に接触することで有益な情報を得ることができる.

2 対応時の注意点

　家族への対応として，最初に看護師は自己紹介を行い，傷病者との続柄を確認しておくことが必要である．それを怠ると慌ただしい中で家族と勝手に判断し，第三者に傷病者の個人情報を漏らすなど守秘義務を侵すことになりかねない.

　初めての医療者との接触では家族は必ず容態を尋ねてくる場合が多い．看護師はこの時「医師から説明があります」などと伝えることがあるが，その言葉で家族は訳のわからない不安な心理状態を長引かせることとなる．なので，比較的バイタルサインが落ち着いているのであれば「お話はできる状態なのですが，今出血を止める処置をしています」「今，検査中でレントゲンの検査に行きます．そのとき顔を見るくらいならできます」など具体的な状態の説明といつ面会できるのかの予測される時間の案内を行うとよい．反対に予断を許さない状況であれば「今，懸命に処置をしていますので，ここでお待ちください．状況が落ち着き次第，説明いたします」との一言だけでも，大切な家族に精いっぱいの治療がなされていることと伝わるものである.

　また，私たち看護師と違って救急車で搬送された先の病院の構造を初めて訪れる家族が知っていることはまれである．家族には簡単な救急外来周辺のオリエンテーション（表3）を行うことが必要である.

3 家族の治療への参加

　家族は，傷病者となった家族のために何かできないかと思い巡らせるが，医師に任すし

表3　病院内のオリエンテーション

◆家族控え室または家族の居る場所
◆携帯電話が使用できる場所
◆トイレの場所
◆売店・自動販売機などの場所
◆事務受付，出入り口

表4　AMPLEによる病歴聴取

◆ Allergy：アレルギー歴
◆ Medication：服用薬
◆ Past history & Pregnancy：既往歴・妊娠
◆ Last meal：最終の食事
◆ Events & Environment：受傷機転や受傷現場の状況

かない，何もできないと無力感を感じていることが多い．その時には治療に活かす情報として簡単な病歴（AMPLE，表4）を聴取することで，家族も少なからず傷病者となった家族の役に立っているという気持ちの支えとなることがある．

④ 家族の状況
　治療処置に時間がかかる重傷傷病者の患者家族が一人であれば，不安感がつのることがある．そのため，その家族へのサポートにもなる親類縁者や家族の友人に病院に来てもらえるように勧める．また，多数の家族が来院した場合には，事務手続きや入院の準備など必要な役割分担を依頼するとともに家族をまとめるキーパーソンを見定めることが必要である．
　心理的な動揺がみられなくとも，家族と話をするときには椅子に座ってもらうなど体勢を安定させてアイコンタクトを十分に行うことで，家族はじっくりと話を受け取ってもらえているという安心感にもつながる．

PTLS（Nurse course）

☆ *Object*
地域の2〜2.5次病院に重症外傷が運ばれたときに，必要な準備，診療の手順や補助，家族対応を習得する．

1. Outline
Step 1　情報伝達
Step 2　収容準備
Step 3　第一印象
Step 4　**Primary Survey**
　A&C　Airway & Cervical spine　　気道&頚椎保護
　B　　Breathing　呼吸
　C　　Circulation　循環
　D　　Disability　神経
　E　　Exposure　脱衣・保温
Step 5　**Secondary Assessment & Survey**
　F　　Full set Vital sign/family　バイタルサイン&家族対応
　G　　Gokuraku　極楽対応
　H　　Hanso/Head to toe & History　3H（搬送/頭の先から足の先まで&病歴）

極楽対応—三角巾の使い方

八戸赤十字病院看護部

佐藤 千雪

　外傷患者が搬送されると，処置・治療が行われ，看護師は医師の診療の介助を優先される．その状況の中で看護師は患者へ声をかけながら，患者の安静・安楽に努めている．例え，歩いてくる患者でも苦痛は伴うため，患者の安静・安楽のために包帯法を実施する．このコースでは三角巾を使用して，患者への極楽対応ができるよう実践してみる．

包帯の目的

- ◆傷にあてたガーゼを支持固定する
- ◆きつめに巻くことにより，出血を止める
- ◆副子を固定したり，手や腕を吊る

三角巾の特徴

- ◆傷の大きさに応じて使用でき，広範囲の傷や関節部を覆うのに適している．
- ◆巻軸帯ほど技術的に難しくないうえ，すばやく巻くことができるので，救急用として最適である．

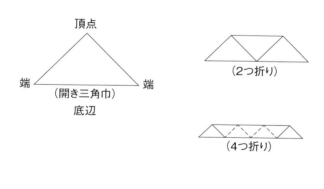

図1　三角巾の名称
（日本赤十字社：救急法講習教本より）

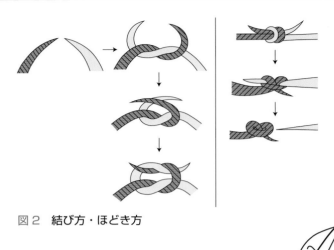

図2　結び方・ほどき方

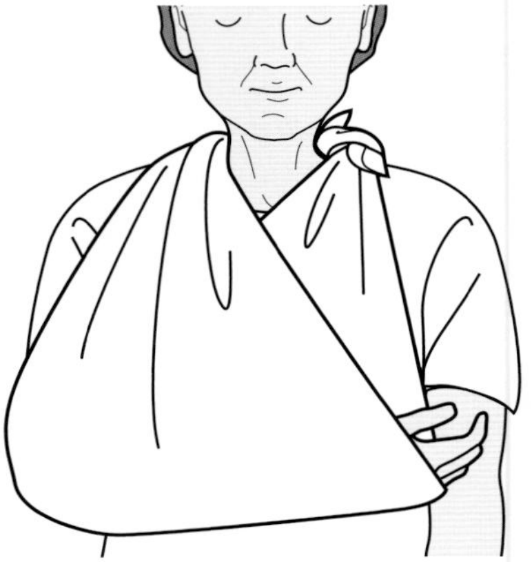

図3　三角巾による腕の吊り方

腕の吊り方（図3）

　三角巾の頂点を患側の肘にあわせ，一方の端を健側の肩にあて，他方の端を患側のほうに向かって折り上げ肩にあてる．健側の肩の上で結ぶ．頂点は止め結びにする．

鎖骨骨折の固定法

　鎖骨骨折では痛みが強く健側に比べ，患側のほうが下がって健側の手で患側の腕を支えている．患者が楽な位置で固定する．

　腕の吊りの場合と同様に三角巾の頂点を患側の肘にあわせ，一方の端を健側の肩にあてる．他方の端を患側の脇の下から通して背中に回し，健側の肩の上で結ぶ．頂点は止め結びにする．もう一枚の三角巾で患側の肘を体に固定する．

クラビクルバンドを使用する場合の注意点

◆胸を張った状態で装着する．
◆神経の麻痺や血液循環の異常に注意する．
◆自宅でも家族が装着できるよう固定する位置に印をつける．

　患者へ安静・安楽にするため声かけを忘れないよう心がけてほしい．

論 救護所PTLS(愛知県医師会版PTLS講習会)
〜避難所・救護所で役に立つ外傷初期診療講習会〜

名古屋掖済会病院副院長／救命救急センター長

北川　喜己

　愛知県医師会では，会員の災害時の出動に備え，毎年トリアージ講習会と並行して外傷の初期診療のコースとしてPTLS（Primary-care Trauma Life Support）講習会を開催している．この講習会においては通常の外来における外傷の見方や診療のスキルを学びながら，実際に日本医師会災害医療チーム（JMAT）などの災害救護の場で役立つ内容を学んでいただくことをその会の目標としている．

　この講習会が愛知県医師会で始まったのは，細川秀一前愛知県医師会救急担当理事が，基となるPTLS講習会が年2回名古屋掖済会病院で主に近隣の若手医師を対象に開催されているのを知ったのがきっかけである．南海トラフなどの大地震や列車事故・航空機事故などの大規模災害時の出動においては，もちろんトリアージの知識は必須である．ただし役割として特に医師の場合，避難所・救護所において外傷をはじめとした診察や治療にまわる可能性が高い．このことを考慮し，愛知県医師会では以前より会員から要望の挙がっていた災害時の医師会版外傷初期診療講習会の開発は急務だったのである．この状況を受け，箕輪良行先生をはじめ自治医科大学出身の先生が中心となってへき地や離島で勤務する臨床医が普段診察する機会の少ない交通事故などの傷病者を身落としなく診療できるようにと米国のATLSの一部を模して本邦で始めたPTLS講習会を，医師会の先生方が実働で災害時に出動されたときに自信を持って外傷診療にあたれるようにコンパクトに改変をして実施してほしいと細川先生から私が依頼され，箕輪先生他諸先生方と相談のうえ愛知県医師会救急委員会の協力のもと開発したのが救護所PTLSである．平成24年度以降愛知県では年1回開催されている．

　講習会は午前9時〜16時半の一日コースで受講生は基本20名．座学と外傷診療・処置に必要なスキルを習得するスキルステーション，診療の一連の流れをさまざまなシナリオで反復練習する臨床シミュレーション（OSCE）の構成は変えていない．救護所PTLSでは，オリジナルのコースの中で，スキルは医師会の先生方が避難所・救護所に行かれた際の外傷患者の診療に有用と思われる骨髄輸液やポータブル超音波検査（FAST），バックボードの使い方や胸腔ドレナージなどの内容に絞り，かつ座学と一連の診療の流れはDVDで事前学習できるようにして，代わりにクラッシュ症候群とGCSの講義，ターニケットの講義実習を加えて当日のスケジュールを組んでいる（表1：コーススケジュールならびにグループ別実習，臨床シミュレーション，ならびに図1〜6参照）．

　実際の現場救護所における診療・処置手順で教える平常の外傷診療との一番の違いは，C（循環の評価）のX線撮影ができない状況での診療手順である．胸部の評価は超音波検査（FAST）で，骨盤の評価は用手診察となる．さらに通常のABCDEに続いてクラッシュ

表 1　コーススケジュール，グループ別実習，臨床シミュレーション

```
日　　時：202●年●月●日（日曜日）9：00 ～ 16：30
場　　所：愛知県医師会館 9 階大講堂および会議室
コーススケジュール
    8：45- 9：00        受付
    9：00- 9：05        開講挨拶                    北川
    9：05- 9：45        コース概要・PTLS 総論        箕輪
    9：45-10：05        ショック
   10：05-10：20        GCS
   10：20-10：40        クラッシュ症候群
   10：40-10：50        ターニケット
   10：50-11：10        PTLS デモ
   11：10-11：20        休憩
   11：20-12：20        スキルステーション
   12：20-13：10        昼食
   13：10-14：40        スキルステーション（続き）
   14：40-15：00        休憩
   15：00-16：20        臨床シミュレーション
   16：20-16：30        おしまいの会                県医師会理事
```

＜グループ別実習＞
① 　Primary survey（救護所診療手順）・止血（ターニケット）
② 　胸腔穿刺・チェストチューブ
③ 　バックボード・頚椎カラー・シーツラッピング
④ 　骨髄輸液（骨髄穿刺）
⑤ 　ポータブル腹部エコー（FAST）
　　各グループ（A ～ E）4 人で 5 ステーションを順次回る
　　各ステーション 30 分実習（移動時間含む）

	①	②	③	④	⑤
11：20-11：50	A	B	C	D	E
11：50-12：20	E	A	B	C	D
13：10-13：40	D	E	A	B	C
13：40-14：10	C	D	E	A	B
14：10-14：40	B	C	D	E	A

＜臨床シミュレーション＞
※臨床シミュレーションは 2 人 1 組（1 ～ 10）になってリーダー役 2 回・補佐役 2 回の合計
　4 回参加
　シミュレーション 10 分，フィードバック 5 分で次のステーションに移動

臨床シミュレーション	ST-①	ST-②	ST-③	ST-④	ST-⑤
15：00-15：10	4	2	3	5	1
15：10-15：20	10	7	8	9	6
15：20-15：30	2	1	5	4	3
15：30-15：40	9	8	6	7	10
15：40-15：50	5	4	1	3	2
15：50-16：00	8	10	9	6	7
16：00-16：10	3	5	2	1	4
16：10-16：20	7	6	10	8	9

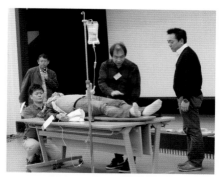

図1　PTLSデモ

症候群の評価を加え，詳細な全身観察は省いて搬送準備へつなげていく．

　また臨床シミュレーション（OSCE）のシナリオは，コース開発当初は病院での平時の診療シナリオとJMAT出動時の災害時シナリオを半分ずつで実施していたが，受講者のアンケートなどの要望を入れて，災害時シナリオを増やしてトリアージタグも使用して実施している．災害時のシナリオの例を表2に示す．

　この講習会は平成24年度より昨年度まで計10回開催，200名以上の先生に受講いただいており，図7に示すように受講者の平均年齢は50歳を超えているものの，毎回和気あいあいとした楽しい雰囲気の中で災害外傷診療の手順や手技を，実際に何度も繰り返し練習しながら学んでいただいている．また愛知県医師会救急委員会をはじめ多くの先生方・看護師・救急隊の皆さんにインストラクターとしてご協力をいただき，おしまいの会では，参加者全員に修了証が渡されている．また，図8に示すように受講される先生方の診療科も多岐に及んでいて，毎年募集定員を上回る申し込みをいただいている．参加者の意見か

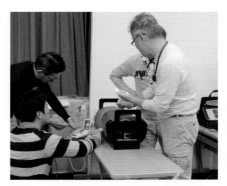

図2　ポータブル腹部エコー（FAST）

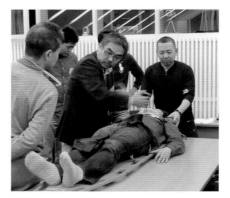

図3　バックボード

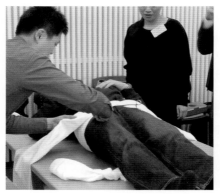

図4　シーツラッピング

Primary-care Trauma Life Support

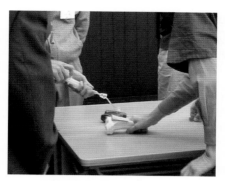

図5 骨髄穿刺

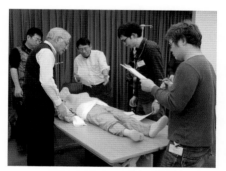

図6 臨床シミュレーション

ら推測すると，

　・コース自体は外傷を題材にした初期診療講習会だが，診療手順やスキルは内科的な疾患の対応にも役に立つ．

　・耳鼻科・眼科・皮膚科などマイナー科の先生方は，災害時だけでなく平時も救急対応に不安があり，その不安解消につながっている．

などが外傷診療の取得以外にコースを継続して実施できている理由と考えている．

　今後もいっそう会員の意見を取り入れ，医師会で開催するPTLS講習会としてJMAT参加への背中の後押しとしてのその位置づけを考えながら，平時でも役に立つ有意義なコースにさらに改変していきたいと考えている．他府県の医師会からの問い合わせや見学もあり，今後の展開に期待したい．

表2　OSCE（症例：家屋の下敷きによる被災患者）

あなたは本日大地震によるJMAT出動で中学校にある救護所にきています．まず初めに運んできた消防団の報告を聞いてください．必要ならメモをとってください．

患者から病歴をとりつつ，身体所見をとり，生命を脅かす病態からまず鑑別，処置してください．どんな所見を探しているのか，どのような所見があるのかをすべて口に出して言いながら診察を進めてください．探している所見も口に出して言ってください（気道OKなど）．点滴，酸素，検査もすべて口に出して言わないと実行したものとみなします．制限時間は10分です．

（消防団隊長の報告）第一報：無線

40歳男性．倒壊した家屋の下敷きになり，両膝から下を挟まれた．1日たって救出された．バイタルサインがうまくとれないが，蒼白で頻脈で微弱．頭に数ヵ所裂創があり明らかな出血あり．頭の痛みと腰の痛みを訴えている．両下肢発赤，腫脹あり．下腿は感覚がないもよう．呼びかけに開眼し，質問にはうまく答えるも，同じ質問を繰り返す．今から5分くらいで連れて行く．

（患者情報）頭部痛，骨盤の痛みが強い．下腿は感覚がない．話すのはややつらそうで興奮気味だが，呼吸困難はない．皮膚は蒼白，冷たい．

想定疾患
①重症骨盤骨折（open book）
②脳震盪，頭部挫傷
③両下腿クラッシュ症候群

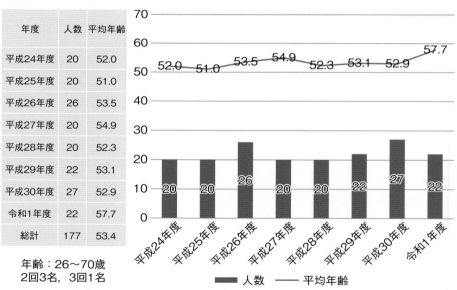

年度	人数	平均年齢
平成24年度	20	52.0
平成25年度	20	51.0
平成26年度	26	53.5
平成27年度	20	54.9
平成28年度	20	52.3
平成29年度	22	53.1
平成30年度	27	52.9
令和1年度	22	57.7
総計	177	53.4

年齢：26〜70歳
2回3名，3回1名

図7　愛知県医師会PTLS講習会受講者（第1回〜第8回）—参加人数・平均年齢—

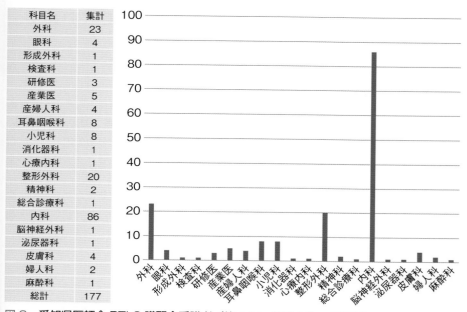

科目名	集計
外科	23
眼科	4
形成外科	1
検査科	1
研修医	3
産業医	5
産婦人科	4
耳鼻咽喉科	8
小児科	8
消化器科	1
心療内科	1
整形外科	20
精神科	2
総合診療科	1
内科	86
脳神経外科	1
泌尿器科	1
皮膚科	4
婦人科	2
麻酔科	1
総計	177

図8 愛知県医師会 PTLS 講習会受講者（第 1 回〜第 8 回）―科目別―

クラッシュ症候群（Crush syndrome）

名古屋掖済会病院救命科
萩原　康友

　クラッシュ症候群とは，倒壊した建物や瓦礫の下敷きになった患者にみられる症状である．第二次世界大戦時に初めて報告され，地震などの大規模災害時に多く報告されている．わが国では阪神・淡路大震災を機に知られるようになった．地震における死因では，直接外傷に次いで2番目に多いとされる．救出直後に高カリウム血症，ショック，急性腎不全などの全身症状が現れるのが特徴である．

　また地震発生時に限った疾患ではなく，筋肉の圧挫があれば，交通事故など日常でも発生しうる疾患であり，致死的になりうるため注意が必要である．クラッシュ症候群の発症を予測し，適切な治療介入，トリアージ，高次医療機関への搬送を行うことが肝要である．災害時には広域医療搬送が必要となることもある．

1．Crush injury（圧挫損傷）とクラッシュ症候群

　Crush injury とは，重量物での直接的な圧迫により引き起こされた外傷である．

　クラッシュ症候群は，crush injury に起因する全身症状として定義される．ショック，臓器障害（主に急性腎障害，多臓器障害）も発生する可能性があり，死亡することもある．

2．病　態

　骨格筋が長時間圧挫されることによる筋肉の虚血と，圧挫が解除されることによる再灌流障害の2つの機序による病態である．

　虚血により筋細胞膜のナトリウム・カリウムポンプが障害され，細胞内にナトリウム，水が移動し，細胞外にカルシウムが流出する．水の移動により血管内は相対的に低容量となりショックを呈する．

　筋細胞が壊死するとカリウム，ミオグロビン，リン，トロンボプラスチン，クレアチニン，クレアチニンキナーゼなどを放出する．

　圧挫が解除されるとカリウムが全身をめぐり，高カリウム血症から心室細動，心停止を起こす．ミオグロビンはミオグロビン円柱の形成，腎血管収縮，尿細管上皮への直接毒性から急性腎不全を引き起こす．

　また，組織の腫脹によりコンパートメント症候群となる場合もある．

　再灌流傷害は播種性血管内凝固症候群（DIC）や急性呼吸窮迫症候群，多臓器不全を引き起こす場合もある（図1）．

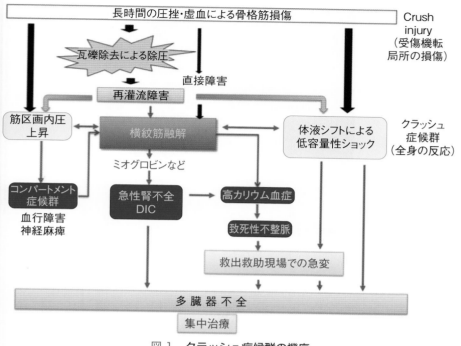

図1　クラッシュ症候群の機序

3．現場における症状と所見，診断のポイント

　きわめて重症な疾患であるが，初期症状は意外なほど軽いことがあり注意が必要である．
　診断のポイントは，①重量物に長時間挟まれた病歴，②患肢の運動，知覚麻痺，③黒〜赤褐色尿（ポートワイン尿）である．1時間の挟圧でも発症したとの報告もあり，挟まれた病歴があれば，まずは疑うべきである．
　初期のバイタルサインは比較的安定しており，意識は清明であるか軽い興奮状態である．しかし救出とともに突然心停止に至り急激な死に至ることがある．救出された安堵の後に急に心停止するため，smiling death と呼ばれる．
　皮膚所見は腫脹，広汎な点状出血，皮膚紅斑，水疱形成，壊死を時間の経過とともに認めるが，最初はなんの所見もない場合もある（図2）．
　患肢の運動知覚麻痺は脊髄損傷と誤診する可能性がある．クラッシュ症候群では，肛門周囲の知覚，肛門括約筋の収縮，肛門反射を認めるため，これらで鑑別する．
　疑った場合には，導尿して黒〜赤褐色尿（ポートワイン尿）を確認する．

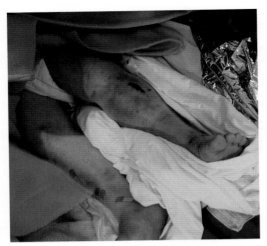

図2 クラッシュ症候群の足

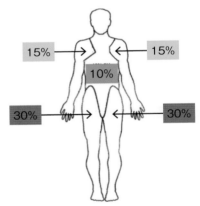

図3 成人の骨格筋の体積分布

4．重症度

　損傷した骨格筋の容量，合併損傷の有無，年齢，性別などが重症度に関与する．

　全身の30％の骨格筋が障害されると，重症度が高くなるとされる．若年男性のほうが骨格筋容量がもともと多いため重症化しやすいとされる．

　成人の骨格筋の体積分布（図3）

　　上肢1本：15％，下肢1本：30％，頭頚部・体幹部：10％

5．救出中の治療

相対的低容量ショックを呈するため，生理食塩水や1号液（カリウムを含まないもの）を輸液する．具体的には生理食塩水1,000〜1,500 mL/hr（小児では10〜20 mL/kg/hr）を投与する．

利尿を得て，尿をアルカリ性（尿pH＞6.5）に保つことが急性腎不全への進行を防ぐと言われ，生理食塩水に炭酸水素ナトリウムとマンニトールを混ぜたcrush injury cocktailを投与してもよい．

患肢に対するターニケットなどによる駆血の有効性は不明である．行うとすれば救出直前に行うべきだろう．

また，現場における四肢切断について，クラッシュ症候群を予防するための適応はない．ただし，救出不可能で2次災害が切迫している場合には適応となる．

救出直前から直後が最も不安定となるため細心の注意，準備が必要である．

6．救出後の治療，トリアージ，搬送

初期ではバイタルサインが安定していることが多く，START法では過小評価されてしまうため注意が必要である．

尿量200〜300 mL/hr以上を目安に細胞外液500〜1,000 mL/hrで投与する．高カリウム血症が疑われる場合には，グルコン酸カルシウム，炭酸水素ナトリウム，イオン交換樹脂などを投与する．心室細動を起こした場合には除細動を行う．

40％の症例に透析が必要であるという報告があり，重症患者は高次医療機関への搬送が必要である．災害時には，被災地外へ搬送して高度な医療を提供する必要があり，全例広域医療搬送の適応である．

1,000 mL輸液して利尿のない場合，緊急度A（8時間程度で搬送）．

1,000 mL輸液して利尿のある場合，緊急度B（24時間程度で搬送）．

7．病院での治療

すべての外傷患者と同じようにPTLSに沿った診療を開始する．ただし，アシドーシス，高カリウム血症，急性腎不全などを呈している可能性が高く，血液ガス分析などの血液検査や心電図検査をすみやかに行い，これらを察知し対処する必要がある．

尿量200〜300 mL/hr以上を目標に，細胞外液を500〜1,000 mL/hrで投与する．血圧が低い場合はボーラス投与する．

尿pH＞6.5となるように炭酸水素ナトリウムを投与する．

細胞外液の輸液にもかかわらず，尿量が300 mL/hr得られない場合にはマンニトール1〜2 g/kg/day投与（max 200 g/day）．ただし尿量が20 mL/hr以下では禁忌である．

高カリウム血症があれば，グルコン酸カルシウム，炭酸水素ナトリウム，GI（グルコー

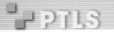

ス・インスリン）療法，イオン交換樹脂の内服などの対処を行う．心室細動を起こした場合，除細動が必要となる．

血液浄化法については，循環動態が不安定であることやサイトカイン吸着を目的に持続的血液濾過透析（CHDF）を第一選択とする．循環動態が安定している場合には血液透析（HD）が適応となる．

創部のデブリや抗生剤投与，破傷風トキソイドの筋注も忘れてはならない．

8．コンパートメント症候群

重大な損傷を受けた筋組織が腫脹するのは不可避である．筋肉は強固な筋膜で囲まれているので，腫脹がある限度を超すと，筋組織の循環障害を起こす．これがコンパートメント症候群である．疼痛，冷感，蒼白，拍動消失，麻痺，感覚異常などの症状や筋区画内圧が 30 mmHg 以上，拡張期血圧との差が 30 mmHg 以下では減張切開を行う．

しかし，クラッシュ症候群に対する減張切開においては議論のあるところではあり，可能な限り実施しないとしている報告が多い．なぜなら，クラッシュ症候群では筋肉の虚血，虚血後再灌流によるものであり，一般的なコンパートメント症候群とは機序が異なるからである．また，減張切開に伴い，創部からの大量の体液漏出，止血困難な出血，感染のリスクが増大するため，適応は慎重に考慮しなければならない．受傷後 12〜24 時間以内で，筋区画内圧が基準値以上であれば，減張切開を行うという報告もある．

引用文献

1）日本集団災害医学会：DMAT 標準テキスト．改訂第 2 版，へるす出版，2015，pp126-129

2）Yokota J：Crush syndrome in disaster. Japan Med Assoc J 48：341-352, 2015

3）Genthon A, Wilcox SR：Crush syndrome：A case report and review of the literature. J Emerg Med 46：313-319, 2014

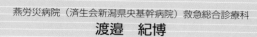

Primary Survey

燕労災病院（済生会新潟県央基幹病院）救急総合診療科
渡邉　紀博

　初期診療の手順として，生命維持のための生理機能に基づいた ABCDE アプローチを最優先する．この手順を外傷初期診療における「Primary Survey（一次観察）」と「蘇生」という．医師 1 人，看護師 1 人といった限られたリソースで取りこぼしなく診療するためには，vertical resuscitation，すなわち ABCDE の優先順位に従い一つひとつ順序よく評価，解決していくことが大切である．蘇生処置が不要な場合，Primary Survey は慣れれば 3～5 分もあれば完了することができる．ここでは，Primary Survey における観察を手順よく行う具体的な方法について解説する．その評価の詳細や，蘇生処置については他項に譲る．

1．第一印象

　救急車から初療室へ移すまでの短時間で行う．

　「わかりますか？」「お名前は？」などと話しかけ，通常の発声がなければ**気道（A）**の異常または**意識障害（D）**と判断する．前頸部や胸部に目をやり，**呼吸（B）**を観察する．速いか遅い，もしくは努力様の場合は異常と判断する．一方，手で末梢の皮膚や脈を触れ，**循環（C）**と**体温（E）**を観察する．末梢が蒼白で冷たく，脈が速かったり触知しにくかったりする場合には循環の異常があるものと判断する．体幹まで冷たければ，体温の異常があると判断する．これらの評価を，五感をはたらかせてほぼ同時に行う（図 1 のような体勢をとるとよい）．初療室についたら，周りのスタッフに ABCDE の全体像を報告し共有する．

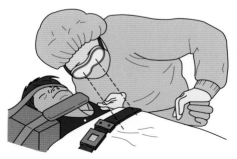

図 1　第一印象を評価するときの体勢

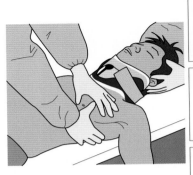

頚部の観察
・呼吸補助筋の使用
・穿通性損傷
・皮下気腫
・気管偏位
・頚静脈怒張

胸部の観察
・呼吸補助筋の使用
・穿通性損傷
・皮下気腫
・気管偏位
・頚静脈怒張

バイタル
・呼吸数
・SpO_2

図2　B 呼吸の評価（写真は胸部の触診法）

2．初療室収容後

　初療室に収容した後は，酸素を病院の配管につなぎかえ，モニターを装着する．全身バックボード固定が行われていれば，頭部から順に取り外す（**アンパッケージ**）．末梢静脈ルートの確保は本来 C の段階で行うべきだが，人手に余裕がある場合にはこの時点で確保してもよい．脱衣に関しても同様である．

3．A：気道確保と頚椎保護

　基本的には患者の頭側に立つ．もう一度「わかりますか？」「お名前は？」などと話しかける．問題なく話せるようであれば A の異常はない．話せない，あるいは意識障害がある場合には，Look（見て），Listen（聞いて），Feel（感じて）によって気道の評価を行う．

　また，外傷患者には頚椎損傷が隠れているものとして，頚椎は愛護的に扱う．頚部を観察する際や，挿管処置を行う際には，周りのスタッフに用手的に頭部を正中中間位で固定してもらい，頚椎カラーの前面のみを外すようにする．

4．B：呼吸評価

　ここからは患者の側面に立つ（初療室の環境にも左右されるが，診察は患者の右側からが基本である）．呼吸の評価というと胸部に気をとられがちだが，頚部の観察も忘れてはならない．A の評価で顔面を観察しているので，そのまま下りてきて，まず頚部から観察し，それから胸部にうつるのが取りこぼしなくスムースである．ここでも，Look（見て），Listen（聞いて），Feel（感じて）が基本であり，これに打診を加える．

　まず，頚部の観察である．胸鎖乳突筋など呼吸補助筋の使用の有無や，穿通性損傷の有

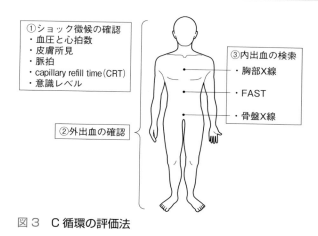

①ショック徴候の確認
・血圧と心拍数
・皮膚所見
・脈拍
・capillary refill time（CRT）
・意識レベル

③内出血の検索
・胸部X線
・FAST
・骨盤X線

②外出血の確認

図3　C循環の評価法

無を確認する．続いて触診で皮下気腫がないか確認する．気管偏位や頚静脈怒張の有無も
ここで確認する（正確にはCの評価となるが，何度も頚椎カラーを開け閉めするのは手間
なのでここで観察する）．

　続いて，胸部の観察を行う．まずは視診で皮下血腫や穿通創を確認する．胸壁動揺や胸
郭運動の左右差も確認するが，視診のみでは不確かとなりやすいため，両胸に軽く手を当
てて感じ取るとよい．聴診では，両側の呼吸音を聴取し，左右差がないか，気道内の病変
や異物による異常音がないか確認する．穿通創がある場合には，空気の出入りがあるかも
感じ取る．打診で鼓音や濁音を確認するが，騒がしい初療室では難しいことも多い．触診
では片胸ずつ包み込むように両手をあて，圧痛や皮下気腫，軋音や動揺性を確認する（図
2）．このとき，細かい解剖学的評価（例えば，圧痛部位は第〇肋骨など）は不要であるの
で注意する．

　最後に，バイタルとして呼吸数やSpO_2を必ず確認する．

　Bに異常所見がみられる際は，ポータブルで胸部X線を撮影して評価する（なお，ここ
で胸部X線を撮影した場合には，そのまま骨盤X線も撮影してしまうのがスムースであ
る）．

5．C：循環評価

　顔面，頚部，胸部と下がってくるので，Secondary Surveyで行う腹部の診察と混同してし
まいがちだが，Primary SurveyのCで観察することは，ショックの見極めである．特に初
学者では，ショック＋腹部という思考回路からFASTのみに終始してしまうことが多いた
め，特に注意しておく．

　モニターで血圧と心拍数を確認しながら橈骨動脈などの末梢に触れ，皮膚所見，脈拍，

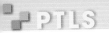

capillary refill time（CRT）などを確認する．別項でも述べている通り，出血量が相当量に達するまで血圧は低下しないため，血圧のみを頼りにはしない．また，不穏も含めた意識レベルの低下もショックの徴候であるため注意する．

　続いて，出血箇所の検索に入る．出血は大きく外出血と内出血に分かれる．外出血は，頭部から足先まで見渡して観察する．内出血は胸腔，腹腔，後腹膜腔の3部位に焦点を当てて検索を行う．これらの検索には画像診断が必要となる．すなわちポータブルX線（胸部・骨盤）と簡易超音波検査である focused assessment with sonography for trauma（FAST）を組み合わせて，血胸，腹腔内出血および骨盤骨折の有無を確認する．オプションとして，FASTに合わせて肺エコーで気胸の有無を確認してもよい．出血で説明のつかないショックでは，緊張性気胸と心タンポナーデ，脊髄損傷による神経原性ショックを考える．

　これらの観察を行いつつ，ここまでに末梢静脈ルートが確保されていないようであれば確保し，同時に採血も行う（周囲のスタッフに依頼すれば，観察と同時進行で行える）．第一選択は，上肢への少なくとも2本の太い末梢路（18G以上，できれば14～16G）である．加温した細胞外液を用い，急速投与する．出血性ショックであれば，トラネキサム酸を投与し，早期から輸血を準備し，手術やIVRなどによる緊急止血術を手配する．

6．D：中枢神経

　観察する神経学的所見は，**意識レベル（Level of consciousness），瞳孔所見（Light reflex），片麻痺（Laterality）**の3つ，頭文字をとって3つのLと覚える．意識レベルは，原則 Glasgow Coma Scale（GCS）で評価する．救急隊の評価と比較するため Japan Coma Scale（JCS）を使用してもよい．瞳孔は不同と対光反射の有無を評価する．片麻痺については，離握手と足関節の背屈底屈を患者に行うように指示して評価する．GCS合計が8以下の場合，意識レベルが急速に悪化（GCS合計点2以上の低下），瞳孔不同，片麻痺やクッシング現象がある場合は，「切迫するD」と表現する．この場合，ABCの安定を再確認し，脳神経外科医のコールと頭部CTの準備を依頼する．

7．E：脱衣と保温

　脱衣に関しては，ここまでの観察に必要なため，A～Dの手順とほぼ並行して行う．患者を動かせない場合，脱がすことが困難な場合には，前面で切り，体幹前面がすべて観察できるようにする．観察が終了したら，体温が低下しないようにすみやかに保温に努める．衣服が水や体液で濡れている場合にはふき取り，毛布や温熱空気ブランケットなどを体表にかける．輸液や輸血も加温する．

8．まとめ

　以上の手順でABCDEアプローチを手早く行う．致命的な生理学的異常に遭遇すれば，先に進むことなくその時点で蘇生を行う．蘇生を行うことなく次の手順に進んではならな

い．また，診療を進めている間に予期せぬ状態悪化があった場合には，それまでに見つかった異常だけに捉われず，ABCDEアプローチを最初からやり直す．ABCDEアプローチに従って取りこぼしなく再確認することで，予期せぬ状態変化を発見することができ，防ぎえた外傷死（PTD）を回避することができる．

輪状甲状靱帯穿刺・切開

1) 八戸市立市民病院救命救急センター　　2) 同病院院長

近藤　英史[1]　　今　　明秀[2]

　気道閉塞により，無呼吸，無反応，瀕死の呼吸状態で生命が危機的状況にあることを気道緊急という．気道緊急に際し，確実な気道確保として最初に経口気管挿管を試みる．それが2回続けて失敗した場合か，1回失敗しSpO_2 90％未満のときは，輪状甲状靱帯穿刺と輪状甲状靱帯切開を考える．

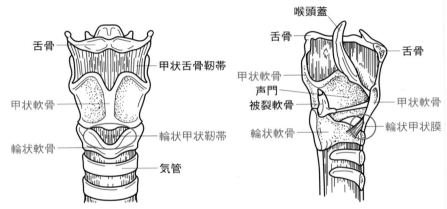

図1　輪状甲状靱帯周辺の局所解剖

1．輪状甲状靱帯穿刺

　容易に短時間で施行可能だが，長時間の換気を維持することはできない．$PaCO_2$は4 mmHg/min，30分で120 mmHg/min の上昇をきたすため，続けて輪状甲状靱帯切開が必要となる．

　小児，特に12歳以下では輪状甲状靱帯切開は声門下狭窄の危険があり禁忌となり，穿刺が行われる[1]．

　適応：顔面，頚部の外傷や血液のたれ込みなどで，気道閉塞し，それに対して経口気管挿管できず，バッグバルブマスク換気をしていてもSpO_2が90％以上保てない場合に行う．

　禁忌：救命のために行う処置なので禁忌はない．

　必要な器具：消毒，滅菌手袋，成人では14 G 血管留置針，小児は16 G 以上の太さ．5〜10 mL のシリンジ．

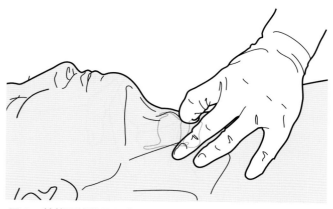

図2　輪状甲状軟骨を確認する
頚部正中をなぞっていくと，はじめに触れる硬い軟骨が輪状軟
骨で，上の陥凹が輪状甲状軟骨である.

　手技：右利きの場合は患者の左側に立ち，頚部を消毒.

1 **場所を確認**（図2）
　左手人差し指で喉頭隆起を触れ，尾側へ指を滑らすと一横指ほど尾側の陥凹が輪状甲状
靱帯．その陥凹のさらに尾側には固い輪状軟骨が触れる．小児，女性ではわかりにくく，
胸骨切痕から上に，頚部正中をなぞっていき，はじめに触れる硬い軟骨が輪状軟骨で上の
陥凹が輪状甲状靱帯.

2 **穿刺**
　左手の拇指と中指で輪状軟骨を把持．5〜10 mL のシリンジに血管留置針をつけ，輪状甲
状靱帯で皮膚に対して 90°に針を立て穿刺する（図3）．空気が引けたら，さらに 5 mm 進
めてから頭側に 45°傾けて，外筒のみ進め（図4），内針を抜く（図5）.

3 **外筒にシリンジをつけて空気の吸引を確認**
　穿刺後の換気には 3 種類ある.

4 **高圧ジェット換気（上気道の完全閉塞では禁忌）**
　140 kPa から開始し 350 kPa まで胸郭の動き，SpO_2 を見ながら調節する.
　送気（吸気）1 秒，排気（呼気）3 秒で行う.

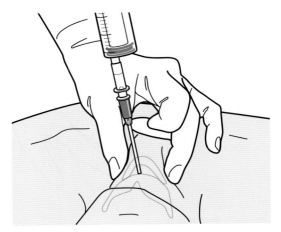

図3　穿刺
拇指と中指でしっかり把子して，5 ～ 10 mL の
シリンジに 14 G 血管留置針をつけ，皮膚に対し
て 90°に針を立てて穿刺する.

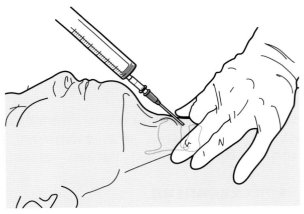

図4　外筒を進める
さらに 5 mm 進めてから，頭側に 45°傾けて外筒のみ進
める.

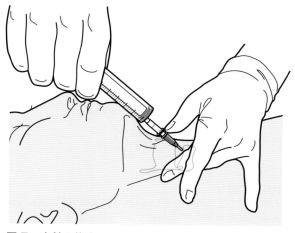

図5　内針の抜去
注射器に空気が抜けるのを確認し，内針を抜く．

---

5 バッグバルブ換気

・3 mm の気管チューブのコネクタに接続
・2.5 mL のシリンジを接続し，7〜8 mm の気管チューブのコネクタをシリンジに押し込む．
　送気時の抵抗が大きく，換気は不十分であり，成人では現実的ではないが，10 歳以下の小児では試みる価値はある．

6 高流量酸素換気

　15 L/min の高流量酸素を酸素コルベンから送気して換気を行う．上気道閉塞がある場合は，1 秒接続（吸気），4 秒解放（呼気）で行い，上気道閉塞がない場合は，1 秒接続，1 秒解放で換気する．流量が多いといっても，ジェット換気に比べると，流量は少ないので換気量は不十分．

2．輪状甲状靱帯切開

　輪状甲状靱帯切開はチューブの内径が太く，換気も良好にでき，気管吸引も可能で人工呼吸器につなげることができる．

禁忌：12 歳以下では声門下狭窄の危険性があり禁忌となる．

必要な物品：手袋，消毒，尖刃刀，6 mm の気管チューブ，曲ペアン鉗子，スタイレット
手技：
◆術者は患者の右側に立つ．
◆左手の中指，拇指で甲状軟骨を把持．左示指で輪状甲状靱帯を確認し（図6），局所麻酔

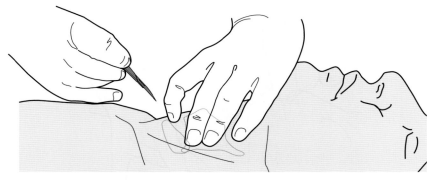

図6　輪状甲状靭帯の確認
術者は患者の右側に立ち，左手の中指・拇指で輪状軟骨を把持，左示指で輪状甲
状靭帯を確認する．局所麻酔をする余裕があれば行う．

をする余裕があれば行う．

◆尖刃刀の半分くらいの深さまで穿刺し，1.5 cm 切開する（図7）．右手で曲ペアン鉗子を
　持ち，切開孔に入れる（図8）．

◆曲ペアン鉗子を開いた状態で，頭側に倒し，左手に持ち替え，そのまま保持する（図
　9）．スタイレットを入れた気管挿管チューブを挿入する（スタイレットを入れると頭側に
　チューブが進むのを防げる）（図10）．

◆挿入が深くなってしまうことがあり，注意が必要（図11）．深さはカフが見えなくなる
　程度でよい[2]．

◆挿入後の確認は，直視下経口挿管と同様の方法で行うが，波形表示のある呼気二酸化炭
　素モニターによる確認が望ましい[2]．

3．まとめ

◆A（気道）の異常は緊急事態．外科的気道管理が必要と判断したら躊躇なく穿刺または
　切開．

◆輪状甲状靭帯穿刺はあくまで一時しのぎの救命処置であり，確実な気道確保のために輪
　状甲状靭帯切開を追加する．

◆緊急時では気管切開は推奨されない．

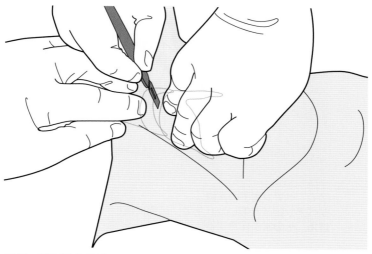

図7　尖刃刀の穿刺
右に立ち甲状軟骨を指で把持し，一気に尖刃刀を輪状靱帯に入れる．尖刃刀の半分くらいの深さまで穿刺し，1.5 cm 切開する．

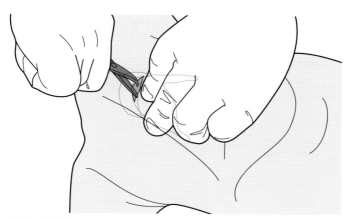

図8　切開孔の開大
右手で曲ペアン鉗子を持ち，切開孔に入れ開大する．

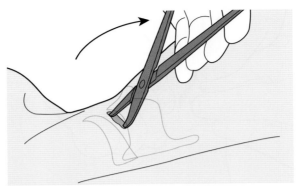

図 9　ペアン鉗子の保持
曲ペアン鉗子を開いた状態で，頭側に倒し，左手に持ち
替え，そのまま保持する.

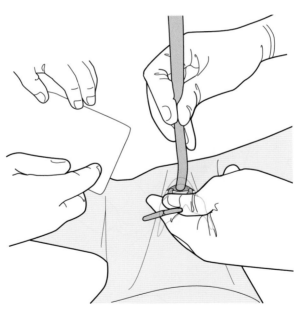

図 10　気管チューブの挿入
スタイレットを入れた気管挿管チューブを挿入する.

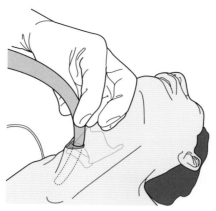

図 11　チューブの位置の確認
チューブが深く入りすぎないよう注意する.

文　献

1）日本救急医学会専門医認定委員会（編）：救急診療指針．改訂第 5 版，へるす出版，2018，pp191-192
2）日本外傷学会外傷初期診療ガイドライン改訂第 5 版編集委員会（編）：外傷初期診療ガイドライン JATEC™．第 5 版，へるす出版，2016，pp38-41

骨髄輸液

横須賀市立うわまち病院副院長／救命救急センター長
本多　英喜

1．歴史的背景・原理

　骨髄輸液は，Drinker によって 1916 年に報告（犬の脛骨に施行）された手技である．1980
年代頃より，主に血管確保困難な小児に対する緊急時の薬剤投与ルートとして普及してき
た．ACLS や ICLS の普及により骨髄輸液の手技は，小児だけでなく成人に対しても蘇生の
現場で必要とされる症例には実施されている．骨髄内に投与された薬剤は，すみやかに中
心静脈に到達する．静脈に投与できる薬剤は，ほとんどが骨髄から投与することができ，
血管収縮薬や輸血も安全に投与可能である．迅速（30〜60 秒），安全，確実に確保できる
のが，骨髄輸液の特徴である．

2．適応

　緊急に薬剤投与が必要な静脈路確保が困難な症例．

3．準備する器具

①**骨髄輸液針**：成人で 15 G，小児で 18 G が標準的なサイズ．骨髄穿刺針として各社から
販売されている．骨髄輸液専用の針もあるが，いわゆる「マルク」に用いる針は通常用い
ることができる．ディックマン骨髄内インフュージョンニードル（Cook medical 社），イリ
ノイ骨髄穿刺針（ケアフュージョン社；骨髄液吸引，骨髄内注入どちらも認可あり）など
が市販されている．

　成人では骨が硬く穿刺困難なことも多い．成人用としては，BIG（ワイズメド・リミテッ
ド；国内では日本光電が販売．小児用もある）という強力なスプリングで穿刺するキット
がわが国で市販されている．海外では電動ドリルで穿刺する EZ-IO という製品が，軽い力
であっても確実に穿刺できるので有用である．
②**消毒，滅菌ドレープ，輸液，輸液セット，シリンジ，テープ，包帯，滅菌ガーゼ**．

4．手技・手順

①滅菌手技で行う．
②穿刺部位を選択する（図 1）．第一選択としては脛骨近位（骨端線を損傷しないように，
膝蓋骨直下の脛骨粗面から 1〜3 cm 遠位）で行う．代替部位としては，上前腸骨棘，脛骨
遠位（内果），上腕骨頭，橈骨遠位端，大腿骨遠位，胸骨などがある．
③穿刺部位をよく消毒し，滅菌ドレープをかける（骨髄炎を起こさないように！）．

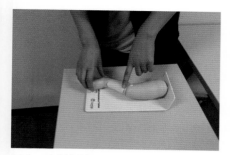

図1　穿刺部位の選択

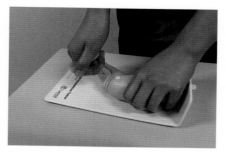

図2　針を回転させながら進める．抵抗が「フッ」と抜けるところまで．

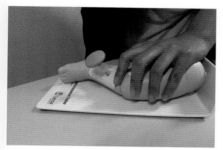

図3　手を離しても針が立っているようなら，骨髄内に入っている．

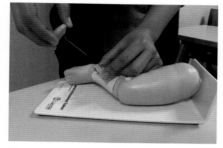

図4　蓋を外して，内筒を抜く．

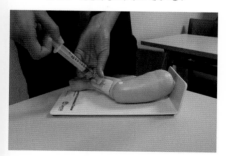

図5　シリンジを接続して陰圧をかけ，骨髄液が引ければ，骨髄内に入っている．

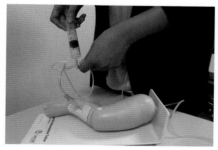

図6　輸液チューブを接続し，三方活栓から生食でフラッシュする．

④ストッパーがついているものでは，皮下組織の予想される厚さに対して少し長い程度（通常1〜2cm程度）に調節しておく（深すぎる穿刺を防ぐため）．意識がある場合には局所麻酔をして，皮膚に対し垂直に骨髄輸液針を穿刺する．

⑤骨に針先が当たったら，針を左右に回転させながら「グリグリ」と優しく進める．（針穴

が大きくならないイメージで！）抵抗が「フッ」と抜けるところまで針を進める（図2）. 誤穿刺の原因となるので, 針を進める先に術者の手を置かないようにする.

⑥術者の手を離して針が立っているようであれば, 骨髄内に入ったと考えてよい（図3）.

⑦蓋を外して, 内筒を抜く（図4）（内筒がない針で穿刺すると, 中に骨や組織の破片が詰まってしまうことがある）.

⑧シリンジを接続して陰圧をかけ血液様の骨髄液が引ければ（血糖や生化学検査に提出も可）確実に骨髄内に入っているといえるが, 引けないこともある（図5）.

⑨先端まで輸液を満たした輸液チューブを接続し, 三方活栓から生食 10 mL でフラッシュする（図6）.

⑩スムーズな滴下を確認する. 穿刺部周囲に腫れがないことを確認する.

⑪ストッパーがあるものでは皮膚に合わせて調節し, テープまたは包帯で固定する. 滅菌ガーゼを用いることもある.

⑫使用中は穿刺部周囲の腫脹がないか, 繰り返し確認をする.

禁忌

◆穿刺部位の感染, 挫滅, 熱傷（骨髄炎の危険がある）

◆骨折している, あるいは以前に骨髄穿刺した骨への穿刺（周囲に漏れる）

◆骨形成不全や骨粗鬆症など骨がもろい場合（骨折の恐れがある）

合併症

◆骨髄炎

◆挿入に伴う骨折

◆周囲への漏れ（数時間程度の使用に留める）

◆コンパートメント症候群

◆脂肪塞栓

　不要となったら, 抜去して圧迫（3〜5分間）する. 止血されない場合には, ガーゼを厚めに当ててテープや包帯で圧迫固定する.

FAST

国立病院機構千葉医療センター救急科

河野 慶一

ポイント

FAST（Focused Assessment with Sonography for Trauma）とは外傷診療で心囊，腹腔および胸腔の液体貯留を評価する超音波検査方法である．FAST は，①どのような場所でも，②素早く，③循環動態にかかわらず，④移動せずに，⑤非侵襲的に何度でも繰り返し，⑥比較的低コストで，⑦妊婦，小児にも行うことができる．液体貯留があれば陽性，なければ陰性と判定する．ショックの原因となる心タンポナーデ，腹腔内出血，大量血胸を検索することができるので，循環に異常がある患者では必須だが，ショックでなくても胸腹部に外力が加わった可能性がある場合（高リスク受傷機転など）は全例行うべきである．また初回の FAST が陰性だからといって安心せず，繰り返し行うことが必要である．

1．方法

　使用するプローブは 3.5（4〜7）MHz．体表に当てる場所は Rozycki の 4 カ所に両側胸腔を加えた 6 カ所，すなわち，①心囊，②モリソン窩，③右胸腔，④脾臓周囲，⑤左胸腔，⑥膀胱周囲である．それぞれのポイントを以下に示す．

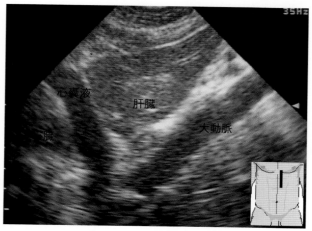

図 1　心囊

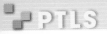

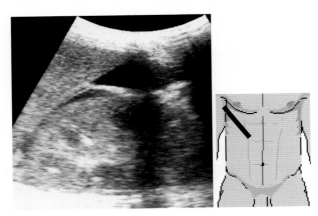

図2　モリソン窩

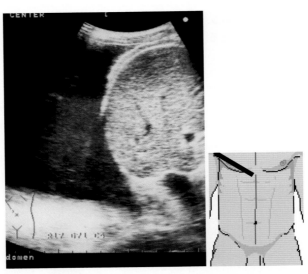

図3　右胸腔

1 心嚢（図1）

　心窩部アプローチで観察する．見にくい場合は心尖部や胸骨左縁アプローチでもよい．最初に心嚢を観察することで緊急処置を要する心タンポナーデの診断が可能.

2 モリソン窩（図2）

　肝臓と腎臓の境界であるモリソン窩の観察は FAST で最も重要である．一つの断面だけ

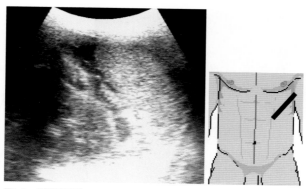

図4　脾臓周囲

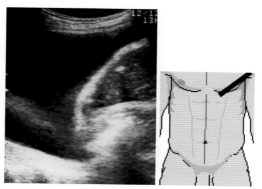

図5　左胸腔

で判断せず，プローブを扇状に振り，くまなく観察する．

③ 右胸腔（図3）

モリソン窩を観察した部位から頭側にプローブを動かす．大量血胸がないことを確認すればよく，時間をかける必要はない．

④ 脾臓周囲（図4）

やや背側から観察すると見やすい．脾臓と腎臓の間だけでなく，脾臓の腹側，背側ともに観察する．

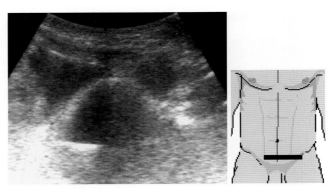

図6 膀胱周囲

5 左胸腔 （図5）

脾臓は横隔膜に接しているため，プローブをほとんど動かすことなく観察することがで
きる．

6 膀胱周囲 （図6）

前後左右にしっかりプローブを振る．縦操作，横操作の両方で観察するとよい．

● EFAST （Extended-FAST）

通常の FAST に加えて，エコーを使用して気胸を検出する方法．気胸が存在すると
臓側胸膜の呼吸性の動きが消失し，エコーでは lung sliding sing が消失する．M モード
で見ると正常では「砂浜」のように見えるため "seashore sign" が陽性となるが，気胸
ではそれがみられなくなる．

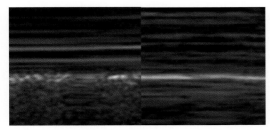

左が正常肺で右が気胸．

心嚢穿刺

八戸市立市民病院救命救急センター長
野田頭　達也

1．心タンポナーデシナリオ

> 症例：44歳男性．交通外傷．時速60kmでブロック塀に激突した．エアバッグなし．シートベルトなし．ハンドル変形有．胸痛を訴える．血圧70/40mmHg，心拍数110，体温35.5℃．頚静脈怒張（＋），皮下気腫なし，呼吸音左右差なし，胸骨圧痛あり．
>
> FAST：心嚢貯留液あり．腹腔内出血なし．

2．心嚢穿刺スキル

目標：心嚢内に貯留している液体をドレナージし，心拡張障害を解除しショックから蘇生する．

適応：心タンポナーデ．心嚢液あり＋循環安定は穿刺不要．

禁忌：相対的禁忌として出血傾向には注意．

必要物品：消毒，18G以上の太さの静脈留置針（長いもの），20ccシリンジ，心エコー，心電図モニター，除細動器，エクステンションチューブ，ドレーンバッグ．局所麻酔は不要のことが多い．

部位：剣状突起下と左肋骨弓の交差するくぼみ．→Larrey point

3．方法

①FASTで心嚢内の液体の貯留，心嚢までの深度を確認する（図1）．心電図をモニターする．

②胸部正中部を消毒・被覆を行う．体位を25〜30°挙上すると心嚢液が穿刺部位近くの心窩面に移動するので穿刺を安全かつ容易にする．穿刺が成功したらすぐに仰臥位に戻す．前負荷目的に，大量輸液を始める．

③剣状突起左縁と左肋骨弓の交差する部位（Larrey point）に穿刺針をあてがう（図2）．ショックによる意識障害が出現するため，局所麻酔は不要なことが多い．

〈以下，**超音波ガイド下穿刺法**〉[1]

④心臓エコープローベに滅菌袋をかぶせる．エコープローベをLarrey pointから2〜3cm尾側にあてがい，強く押しつける（図3）．心嚢液が見える．

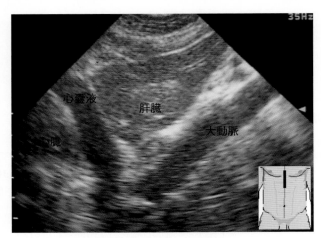

図1　FAST で心嚢液貯留を見る

心嚢液　　肝臓　　大動脈　　心臓

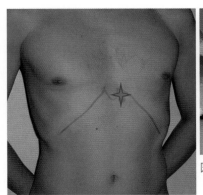

図2　穿刺は Larrey point
剣状突起と左肋骨弓の間のクボミ.

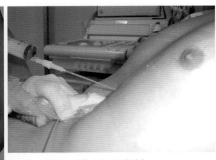

図3　エコーガイドで穿刺

⑤エコープローベの方向と穿刺針の方向を一致させて穿刺を開始する.

⑥モニター画面の針先エコーとシリンジ内へ血液の逆流を見ながら針をゆっくり進める（図4）. 水平から 45° 背側に向かう.

⑦モニター画面に針先エコーが見えないときは, 針とエコープローベの軸が合っていない. エコープローベを左右に振ってみる.

⑧血液逆流を見たら, さらに穿刺針を 5 mm 進めて, 外筒だけ進める. 内針を抜く.

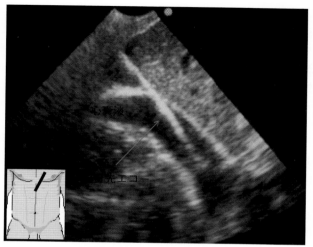

図4　針先エコーを見ながら穿刺

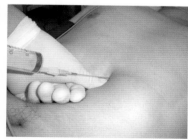

図5　左親指で剣状突起の尾側を
　　　強く押す

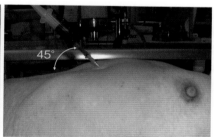

図6　穿刺方向は水平より45°

〈以下，ブラインド穿刺法〉

④-2　左拇指で Larrey point を確認する．左拇指を 1 cm 尾側にずらし，その部位を強く背側に押し付ける（図5）．Larrey point が深くくぼむことで，皮膚-心嚢の距離が近くなる．穿刺角度が 45° より小さくても当たる（図6）．

⑤-2　穿刺針を左肩烏口突起の方向に向けて穿刺する（皮膚からみて 45° 以下，正中から 15～45°）．正中から右側に向けると，下大静脈穿刺となるので，左肩方向が望ましい．

⑥-2　シリンジ内へ血液の逆流を見ながら針をゆっくり進める．

⑦-2　あらかじめエコー検査で見当をつけた距離より深く刺しても血液の逆流がないとき

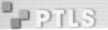

は，以下を考える．方向が水平に近くて心嚢の腹側を通過，穿刺距離がまだ足りない，心嚢液が血餅 coagla のため，細い穿刺針に吸引されない．

⑧-2　吸引をかけつつ慎重に針を進める．通常 4〜5 cm で針先は心嚢に到達する．さらに進めると抵抗が消失し吸引にて心嚢内貯留液が逆流してくる．そこから 5 mm 針を進める．左拇指圧迫を解除して，左指で外筒を進める．内針を抜く．

〈以下，共通〉

⑨20〜30 mL 一気に吸引すると，血圧が回復する．後は，ゆっくりとドレナージする．一気に大量に吸引すると，心臓損傷部から出血が増える．

⑩体位を仰臥位に戻す．

⑪エクステンションチューブ（輸液セット）をつないで，ドレーンバッグ（採尿バッグ，胆汁バッグなど）に排液する．穿刺針は大きなテガダーム 1 枚で固定貼付する．

⑫ほぼ全例手術適応．心臓縫合手術目的に手術室へ移動または転院する．

4．合併症

心筋穿刺，心室損傷，冠状動脈穿刺：穿刺針を進めすぎると心筋穿刺が起こる．心筋を穿刺しても，最終的に心嚢穿刺を成功すれば目的を達成できる．穿刺針の誤穿刺の穴より，心損傷の穴のほうが大きいはずだ．

不整脈，心室細動：心電図モニター下で行う．除細動器を用意する．

気胸：終了後に，胸部 X 線を撮影する．

手術の適応：心臓損傷を考えて，開胸手術の適応．全例（心臓）外科コンサルト．回復の認められない心タンポナーデは心嚢開窓術または救急室開胸[2]．

文　献

1）Tibbles CD, et al：Procedural applications of ultrasound. Emerg Med Clin North Am 22 （3）：797-815, 2004

2）今　明秀：心嚢開窓術．真弓俊彦（編）：コツを覚えて必ずできる！体腔穿刺―部位・臓器別にみる間違いのない穿刺のポイント．羊土社，2008，pp42-52

骨盤シーツラッピングとフラットリフト

北毛保健生活協同組合北毛診療所
菅野 圭一

ポイント

◆不安定型骨盤骨折では後腹膜大量出血により出血性ショックに陥る.

◆早期に輸液・輸血でショックの安定化を図り，根本治療（TAE，創外固定）へ.

◆ Non-responder では専用骨盤固定具（サムスリングⅡ®や T-POD®）やシーツラッ
ピングによる簡易骨盤固定法を試みてもよい.

◆ Secondary Survey では，骨盤の安定を意識しつつ，フラットリフトで背面観察を
する.

1. 目的

・専用骨盤固定具やシーツラッピングによる簡易骨盤固定法の適応を知る

・骨盤骨折時の背面観察の方法を知る

2. Primary Survey（PS）で行う骨盤簡易固定

　骨盤骨折では，「出血性ショックの認識，輸液・輸血による安定化と身体所見・FAST・
胸部と骨盤の X 線による出血源検索」が重要である. 次に具体的な対処方法を挙げる.

・生食かリンゲル液を 1,000 mL，急速に輸液してその反応を判定する.

・骨盤 X 線にて大出血のリスクを判定する.

・Non-responder であり，かつ，輸血・TAE・創外固定まで時間がかかる場合や，自分の
施設では治療不可能な場合，専用骨盤固定具（サムスリングⅡ®や T-POD®，ペルビッ
キー®など）やシーツラッピングによる簡易骨盤固定法で骨盤輪の狭小化・内出血の圧
迫止血を図る.

・専用骨盤固定具については，それぞれの取り扱い説明書を参照.

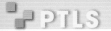

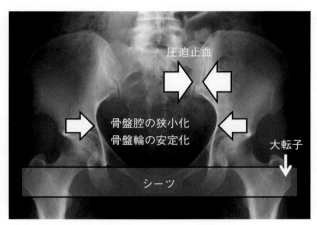

図1　シーツラッピング

シーツラッピングの方法（図1）：

　①骨盤を動揺させないよう幅30～40 cmの帯状にしたシーツを，両側上前腸骨棘と大転子を包み込む部位で傷病者の下に直交するように入れる．シーツの圧迫による皮膚損傷予防のため，その部位の硬いものを除去する．

　②シーツの両端を一人ずつ持ち，傷病者の前面で交差させてから同時に体重をかけて引っ張る．

　③張力を維持しながら交差部を90°ねじって十字を作った後，さらに同じ方向に90°ねじって，骨盤に巻きついたシーツに鉗子で固定する（結ぶと緩みやすいため）．

　④まず，両膝を縛っておくと，より止血効果が高まる可能性がある．

　⑤シーツラッピングは専用骨盤固定具に比べ，どこの医療施設にもある安価な道具でできる半面，実施者により固定強度が異なることがあり，注意が必要である．

・簡易骨盤固定法を行う前に尿道損傷を疑わせる所見（尿道出血，直腸診で前立腺高位浮動など）がないことを確認して，尿道留置カテーテルを挿入する（はずさないとカテーテルが挿入できなくなるため）．
・重症ショックの場合，気管内挿管も考慮する．
・TAE・創外固定，あるいは転送を急ぐ．

3．Secondary Survey（SS）で行う背面観察

　・骨盤骨折（特に不安定型）患者の背面観察は，ログロールにより，すでに形成されている凝固，止血されつつある血餅を破壊する危険があるため，ログロールではなくフラッ

トリフトで行うべきである.

> フラットリフトの方法:
> ①頭側の頭部保持に1名, 両側に3名ずつ, 背面観察に1名がつく.
> ②頭部保持者の合図で, 両側のメンバーが背部と両足に両手を差し込み, できるだけ脊椎軸にひねりや屈曲を加えないよう, 患者を水平に保ったまま, 垂直に同じスピードで, 同じ高さに持ち上げる.
> ③頭部保持者は頭部正中中間位を保持する.
> ④背面観察者が視・触診で背面観察を素早く行い, 頭部保持者の合図で, 持ち上げたときと同様に脊柱を保ったまま患者を下す.

・骨盤骨折がなかったらログロールで背面観察する.

> ログロールの方法:
> ①頭側の頭部保持に1名, 体幹・下半身保持に2〜3名(できるだけ重大な外傷がない側), 対側に背面観察に1名がつく.
> ②頭部保持者の合図で, 体幹・下半身の2〜3名が, できるだけ脊椎軸にひねりや屈曲を加えないよう, 頭部から足先まで正中位を保ったまま, 患者を90°回転させて側臥位にする.
> ③頭部保持者は頭部正中中間位を保持する.
> ④背面観察者が視・触診で背面観察を素早く行い, 頭部保持者の合図で, 脊柱を保ったまま患者を仰臥位に戻す.

4．まとめ

① 骨盤骨折による non-responder で根本的治療まで時間がかかる場合には簡易骨盤固定法が有効
② 骨盤骨折患者の背面観察はフラットリフトが基本

胸部 X 線写真

沖縄県立八重山病院救急科
竹島　茂人

　外傷患者に対する診療手順には，Primary Survey（**PS**）と Secondary Survey（**SS**）があるが，胸部 X 線写真の読影は **PS**，**SS** において最低 1 回ずつは読影する．しかし，**PS** と **SS** の目的が異なっているためにおのずと読影の目的と方法が異なってくる．

　また，胸部 X 線写真は，**PS** の中でポータブル撮影する．つまり，患者は臥位の状態でフィルムを背面に入れた A→P 方向の撮影となる．この条件が，いろいろな所見をとるのに重要な意味を持つことがあるので注意が必要である．

1．PS における胸部 X 線読影

　PS ではまだ患者はショックなどの悪い状態から抜け出せていない可能性がある．つまり時間的な余裕がない状況の中，必要最小限の情報を胸部 X 線写真から入手して，患者を安定化させる治療に結びつけなければならない．**PS** で念頭に置くべき病態は，「TAF＋3X」「MAP」「切迫する D」であり，胸部外傷は「TAF＋3X」に入っている．

　「心タンポナーデ」は，**閉塞性ショックやベックの 3 徴**といった身体所見と **FAST** で診断される．

　「気道閉塞」，「緊張性気胸」そして「開放性気胸」は身体所見から診断される．「気道閉塞」は**上気道閉塞のみでなく，気管内出血による下気道閉塞**にも注意が必要である．特に大きな肺挫傷を認める際には**外傷性気瘤**を形成することがあり，**気管内出血**に留意する必要がある[注]．

　「大量血胸」は，**FAST** でも診断できるが，胸部 X 線写真ならば一目瞭然でしょう．さて，「フレイルチェスト」ですが，フレイリング自体は身体所見で診断されるが，胸部 X 線写真から見るべきは，（胸郭の変形をきたすような）多発肋骨骨折とともに「B」の異常をきたしうる大きな肺挫傷となる（表 1）．

　身体所見でフレイリングがあれば，胸部 X 線写真で多発肋骨骨折の状態を確認する．SpO_2 の値が悪ければ，多発肋骨骨折を伴う大きな肺挫傷がないか？　身体所見にフレイリングはないか？　を確認する．多発肋骨骨折が胸部 X 線写真で認められれば，フレイリングの有無を身体所見で確認するなど，「身体所見」，「検査所見」そして「X 線所見」を相互に関連づけて診断の精度を高めることも重要である．

　PS の最中に陽圧換気が必要となる場合や腹腔内の出血を止めるためなどで手術室などにおいて全身麻酔（陽圧換気）を受ける場合は，気胸の所見を見逃さないことが緊張性気胸による **PTD** を回避するうえで重要である．Deep Sulcus Sign を見逃さないことである（細部は **SS** で記す）．

表1　PSで，胸部X線写真から得るべき情報

①　大量血胸	（図1）
②　多発肋骨骨折＋肺挫傷	（図2）
③　（小さくても）気胸	
④　チューブ・輸液ラインなど	

赤字は，PSにおいて特に重要視している所見

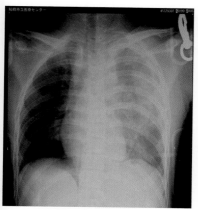

図1　左大量血胸　　　　　　　　　　図2　左多発肋骨骨折＋肺挫傷

　大量血胸では，臥位撮影のために液体は胸腔全体に広がるので，「肺野全体に透過性の低下」という所見を認める．これに対しては，太いトロッカー（28Fr以上，できれば32Fr）を挿入し，出血量によっては開胸手術による止血術を考慮しなければならない．

　フレイルチェストでは，（時に胸郭の変形をきたすような）多発肋骨骨折と肺挫傷を認める．これに対しては，疼痛管理をしっかりしたうえで気管挿管し，陽圧換気による内固定を行う．

　つまり，PSにおける胸部X線写真の読影は，「大量血胸」（図1）と「多発肋骨骨折＋肺挫傷」（図2）のみを読影できれば良い．これは，短時間でできると思う．また，Deep Sulcus Signと挿入したチューブ，輸液ラインのチェックも忘れない！　ということである．

2．SSにおける胸部X線読影

　SSは，PSが終わらないと開始できない．PSを終了しているということは，患者の状態は安定しているということである．つまりは，PSのときと違って時間をかけてゆっくりと胸部X線写真を読影することができるということを意味する．

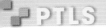

PS では，外傷患者を救命するために，処置すべき病態をいかに診断するかを目的として胸部 X 線写真を読影していたが，**SS** では，今すぐに診断・治療しなくても患者がただちに生命危機に瀕することはないが，ここで見落とすと近い将来に患者の生命が危機にさらされる恐れのある胸部外傷を見落とさないことを目的に胸部 X 線写真を読影する．**SS** で念頭に置くべき胸部外傷は，34 ページの通りである．

① 肺挫傷

肺挫傷は，X 線写真上は解剖学的な区域などに関係なく，紋状であったり，粒状であったり多彩な陰影を呈する．胸部ポータブル X 線写真上は，明らかでない外傷性気瘤が肺挫傷内にできることがあり，気瘤が気管支などと交通することがある．血液がこの気瘤内に溜まった場合，喀血となることがあり注意が必要である．

> 注）フレイルチェストは，元来は重篤な「B」の異常をきたし，患者を生命危機に至らしめる．さて，この「B」の異常はどのようにして生起するのか？ がポイントである．「連続する複数の肋骨が，2 カ所以上で骨折することにより，胸郭にフレイルセグメントができ上がり，これにより換気が十分にできなくなるからでしょう！」という答えが聞こえてくるが，果たして本当にそれだけがフレイルチェストの病態でしょうか？
>
> フレイルセグメントを生起させるほどの外力が胸部に加われば，肋骨で守られている胸郭の内部にも重篤な損傷をきたす．①多くの場合は，重篤な肺挫傷を合併する．血気胸の場合もあるし，緊張性気胸には特に注意が必要と思われる．また，②多発肋骨骨折による疼痛は胸郭運動を阻害するでしょうし，③フレイルセグメントの存在により，1 回換気量も減少するでしょう．結果として患者の呼吸は，速く・浅くなる．①から③の病態すべてが，「B」の異常に関与しているが，フレイルチェストが患者を生命危機に至らしめるメインの病態は，フレイルセグメントの存在自身（②③）ではなく，前述した合併胸部外傷（①）なのである．したがって，フレイルセグメントの動きを抑える処置をしても，「B」の異常が劇的に改善されることはないのである．病院前にフレイル固定を行う理由は，傷病者の呼吸困難や不安が改善されることがあるから[1]とされているが，医療機関到着後は疼痛除去と気管内挿管＋陽圧換気による内固定を行う．病院前であってもバック換気による陽圧呼吸は症例によっては効果があると考えられる．

② 大動脈損傷 （図 3）

外傷性の大動脈損傷に特異的な身体所見はないので，胸部ポータブル写真で診断に至る所見を見落とさないようにしなければならない．

①上縦隔陰影の拡大

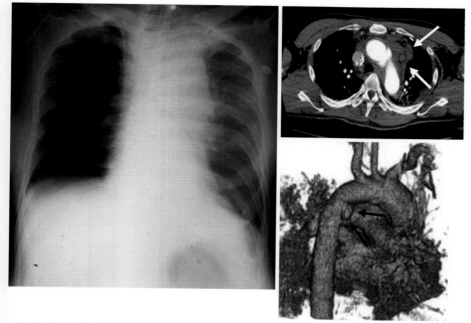

図3　大動脈損傷症例の胸部Ｘ線写真（左図）
上縦隔陰影の拡大，Apical Cap Sign そして左肺野の透過性低下を認める．
CT（右上図）では，縦隔血腫（白矢印）．3DCT（右下図）では，左鎖骨下動脈分岐後に
大動脈損傷（黒矢印）を認める．

　②Apical Cap Sign

　③A-P window の不鮮明化

　④気管の右方偏位，左気管支の下方偏位

　⑤肋骨骨折を伴わない左胸腔内の液体貯留

　上記の①〜④は，すべて損傷した大動脈から漏出した血液（血腫）により変化（偏位）した既存構造をみているものである．外傷性大動脈損傷の後発部位は，左鎖骨下動脈分岐直後である．下行大動脈は椎体の横に固定されているが，弓部大動脈から中枢は固定されていないことによる．つまり，前後方向に胸部が急速に打撃を受けた際に，剪断力が加わる場所が左鎖骨下動脈分岐直後となるのである．血腫も同部位から周囲へ広がることになる．Apical Cap Sign とは，この血腫が左鎖骨下動脈に沿って左肺尖部へ広がったものである（図4）．急性大動脈解離でみられることのある，左右上肢の血圧差が外傷性大動脈損傷では認められないのも，この大動脈損傷部位が左鎖骨下動脈分岐後であることが原因である．肋骨骨折がないにもかかわらず，左胸腔全体が透過性が低下するのも，左胸腔内に血性胸水が大動脈損傷のために貯留することが原因である．

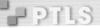

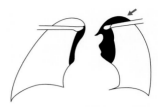

図4　大動脈損傷における Apical Cap Sign（矢印）

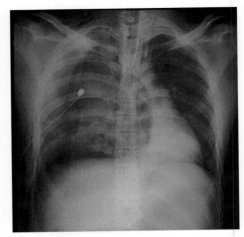

図5　気管支損傷

③ 気管・気管支損傷（図5）

　気管や気管支が損傷すれば，著明な皮下気腫，縦隔気腫そして左右どちらかの胸腔に穿破して緊張性気胸の形態をとる．また，緊張性気胸に対して太いドレーンを挿入したのにリークが多くて胸部 X 線写真上，肺の膨らみが悪く，いま一つ．そして酸素化も十分でない場合である．

④ 鈍的心損傷

　鈍的心損傷を疑わせる所見は，心電図モニターにおける各種不整脈が第一とされている．胸部 X 線写真で，これを診断する手がかりとなる所見を入手することは困難であるが，弁損傷や中隔穿孔をきたした場合には，CTR（心胸郭比）の拡大を認めるとともに難治性の心原性ショックを呈する場合もある．

⑤ 食道損傷（図6）

　広範囲の縦隔気腫と左右どちらかの胸腔に穿破して，血気胸や食物残渣による膿胸を認める．ドレーン挿入で食物残渣が認められれば，これを疑いガストログラフィンによる食道造影や上部消化管内視鏡検査を確定診断のために行う．

⑥ 横隔膜損傷（図7，8）

　横隔膜ラインの挙上や不鮮明化そして腹腔内臓器（消化管ガス）の胸腔内脱出を疑わせる所見があれば，横隔膜損傷を疑う．胃管が胸腔内に位置していたり，胸腔内に消化管ガス像を認めれば確定診断となる．

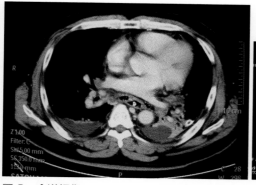
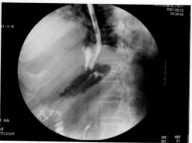

図6　食道損傷

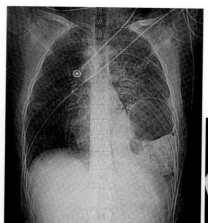
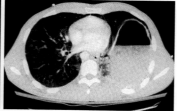

図7　左横隔膜損傷

[7] 気胸

　外傷患者の胸部 X 線写真は，初療室で臥位，A→P で撮影する．気胸があれば，最も高い位置へ空気は移動するので，立位撮影時とは異なり，横隔膜周辺に所見が現れる．「Deep Sulcus Sign」（図9）とは，CP angle が深く切れ込んだ状態を表した所見であり，臥位撮影の気胸に特徴的な所見である．

　また近年，気胸を超音波で診断する EFAST や「Lung Sliding Sign」の消失部位により気胸の重症度分類を行おうとする試みがあり，今後の動向が注目されている．

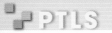

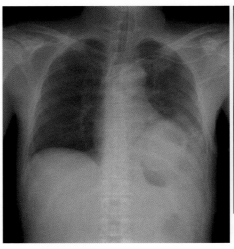
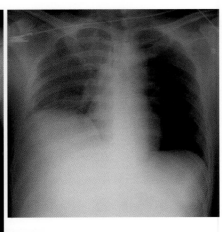

図8　横隔膜損傷
消化管の胸腔内脱出のために横隔膜のラインが追えない（左図），もしくは肝臓の脱出により，拳上して見える（右図）．

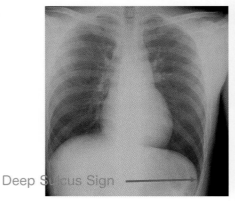

Deep Sulcus Sign ⟶

図9　Deep Sulcus Sign
肋骨横隔膜角部が側腹部に向かって深く鋭くなる sign.
仰臥位では立位の場合と異なり肺尖部が胸腔の最高位とはならず，前下内側部，肺下部，肋骨横隔膜角部が胸腔で最も高い位置となり，これらの部位が気胸のチェックポイント．ただし，小さな気胸の場合は陰性．

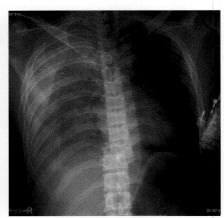

図10　右血胸＋第10胸椎脱臼骨折

表2　SS での胸部 X 線読影順序

① 気管・気管支
② 胸腔・肺実質
③ 縦隔
④ 横隔膜
⑤ 骨陰影
⑥ 軟部陰影
⑦ チューブ・輸液ライン

8 血胸（図 10）

　胸腔内全体に透過性低下を認めた場合は，これを疑う．FAST の所見と合わせて診断する．

9 骨折

　肋骨のみならず，鎖骨，肩甲骨，椎体そして写っていれば，上腕骨までも読影し骨折などの有無をみる．

3．SS における胸部 X 線写真読影

　PS では，いくつかの病態を狙い撃ちして読影し，その存在の有無をみていたが，SS では念頭に置くべき胸部外傷を一つ一つ読影するのではなく，解剖学的に読影し得られた所見から診断していく．

　表2に示した7つの解剖学的アプローチに則り読影し，出てきた所見から，念頭に置くべき病態「PATBED2X＋骨折」を診断するが，ここは PTLS コースで学習していただきたい．

文　献

1）JPTEC 協議会（編著）：JPTEC ガイドブック．へるす出版，2010

胸腔穿刺と胸腔ドレナージ

プライムコーストみなとみらいクリニック内科
清水彰一郎

1．目的

緊張性気胸，大量血胸の蘇生ができる．

2．適応

　PTLS における胸腔穿刺と胸腔ドレーン留置は，致死的胸部外傷の蘇生に必要な治療手技の一部である．Primary Survey で同定すべき致死的胸部外傷（TAF3X）のうち，胸腔ドレナージが適応になる疾患は主に表１の通りである．

　すなわち，PTLS における胸腔ドレナージの目的は「胸腔内圧上昇による閉塞性ショックの解除」である[1]．

3．胸腔穿刺[2]

適応：Primary Survey において緊張性気胸（ショックを伴う気胸）を認知した場合
禁忌：絶対的禁忌はない，穿刺部癒着は相対的禁忌
Step 1：第 2-3 肋間，鎖骨中線上を同定する．
　（体表面からは胸骨角に付着しているのが第 2 肋軟骨）

表１　Primary Survey で同定すべき致命的外傷とその診断方法および胸腔ドレナージ
　　　適応

	身体所見	FAST	胸部 X 線	胸腔ドレナージ適応
心タンポナーデ	○	◎	○	
気道閉塞	◎			
フレイルチェスト（肺挫傷合併）	◎		○	
開放性気胸	◎		×	あり
緊張性気胸	◎		×	緊急胸腔穿刺・胸腔ドレナージ
大量血胸	○	◎	◎	あり（開胸術適応考慮）
気管・気管支損傷	◎		○	

◎最も信頼性の高い検索方法
○補助的検索方法
× X 線撮影をすることなく身体所見から診断することを原則とする

または，腋窩の中腋窩線や Triangle of safety を同定する．

（前胸部は厚みがあり，針が胸腔に届かないことが多い）

　-鎖骨中線より内側は内胸動脈損傷の危険性があるので，穿刺部位決定には注意が必要

Step 2：穿刺部位の消毒

Step 3：局所麻酔は患者が意識清明で時間的猶予があれば施行（緊急度が高い場合は省略可）

Step 4：第 2 肋間中央に，18 G 以上の太さの静脈留置針（14 G/16 G）を刺入

　-肋骨上縁でも前胸部では肋間動脈が走行しているため，肋間中央を目安に穿刺したほうが安全

　（留置針に 10 mL のシリンジを装着しておくと，胸腔内圧によりシリンジ内筒が自然に上昇）

Step 5：胸膜を貫通させる．

Step 6：空気の流出を確認したら，外筒のみを進め内筒は抜去する．

　-ショック状態の離脱，SpO_2 回復が確認されるまで脱気

　-穿刺脱気不十分な場合は，さらに外側か第 3 肋間鎖骨中線上に追加穿刺する．

Step 7：必ず，胸腔ドレナージを準備・施行する．

合併症：

・皮下血腫　　　・肺損傷　　　・気胸・血胸　　　・内胸動脈損傷　　　・肋間神経・動静脈損傷

留意点：ドレーンを素早く挿入できる場合は，穿刺は省略する．

4．胸腔ドレナージ

適応：大量血胸・緊張性気胸・開放性および陽圧換気が必要な気胸

禁忌：絶対的禁忌はない，挿入部癒着は相対的禁忌

Step 1：病側第 4-5 肋間，中腋窩線の前側を挿入部とする．

　（乳頭の高さを目安とする）

　（上肢を挙上しておくと肋間が広がり手技が容易．皮下トンネルもできる）

Step 2：挿入部周辺の消毒・被覆を行う．

Step 3：皮下から肋骨上縁にかけて局所麻酔（意識障害時は省略）

Step 4：皮膚切開は，挿入する肋間下の肋骨に 4～5 cm の横切開を置き，筋膜まで切開する．

Step 5：ペアン鉗子で筋層を分け入り，肋骨表面にあてる．肋骨表面に鉗子を滑らせ，肋骨上縁に至る．コツは分けて押す，分けて押すの一点突破．骨に当てたら後はドンと行け．

Step 6：鉗子を把持しているもう一方の手で，鉗子の深さをコントロールしつつ肋間筋・胸膜を鈍的に貫通する．コツは一点突破．小さな穴から大きく開く．

　-鉗子が深く入ると肺損傷・心損傷などを合併するので，注意深く胸膜を貫通させる．

Step 7（図 1）：胸膜貫通後に力を入れて鉗子を開くと，空気または血液が吹き出る．その

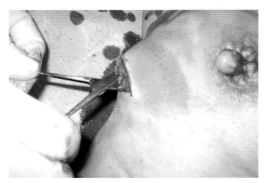

図1　胸膜貫通後に鉗子を開くと，空気または血液が吹き出る

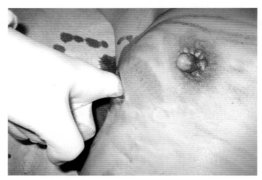

図2　示指を胸腔内に挿入し，癒着や凝血塊の有無などを確認

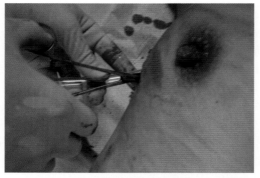

図3　チューブの先端を鉗子で把持して，胸腔内に誘導する

空気の流出量や血液の排出で胸膜の開放を確認する．ヒューという音と風で脱気成功！

Step 8（図2）：示指を胸腔内に挿入し，周囲の癒着・肋骨裏面の触知や凝血塊の有無などを確認する．縮んだ肺が指先に触れるはず．穴が小さいなら小指でも OK.

Step 9：28 または 32 Fr の胸腔ドレーン（体格に合わせてサイズを選択）を肺尖・背側方向に挿入する．

　－ドレーンの太さは，予想気管チューブ内径（mm）の 4 倍（Fr）が標準

　（若年女性は気管チューブ 7 mm なので胸腔ドレーンは 28 Fr，大柄男性は 32 Fr. 太いチューブを選択するのは血餅で閉塞するから）

　－チューブの先端をペアンで把持して，胸腔内に誘導する（図3）．肺が縮んでいれば，把持したペアンの蝶つがいまで入れても安全．内筒槍付チェストチューブを用いる場合は，決して内筒をドレーン先端から出して使用しない．肺，心臓，肺動脈に突き刺すぞ.

Step 10：ドレーン内腔の曇り（Fogging）や血液の動き，空気の流出入音で胸腔内に入っていることを確認する.

Step 11：ドレーンをドレナージボトルに接続する.

　－ボトルは原則水封で開始しておく．

　－持続吸引（-10〜15 cmH$_2$O）か水封かは，再膨張性肺水腫のリスクを考慮する．

　（3 日以上経過した場合に起こりやすく，1 時間以内であればほぼ発生しない）

Step 12：皮膚縫合とともにドレーンを確実に固定する.

Step 13：バイタルサインの再評価，身体所見，パルスオキシメータや動脈血液ガス分析，胸部 X 線にて治療効果を確認する.

合併症：I-DOPE（Infection, Displacement, Obstruction, Patient, Equipment-failure）

◆感染症（膿胸，刺入部感染）

◆胸腔内外へのチューブ迷入（Step 10 で確認），事故抜去（Step 12・13 で深さを確認）

◆チューブ閉塞（Step 10 で確認）

◆胸腔内・横隔膜・腹腔内臓器損傷（Step 8 で予防）

◆肋間神経・動静脈損傷（胸腔穿刺 Step 4 参照）

◆接続はずれ（Step 11 で確認）など

文　献

1) American College Of Surgeons：ATLS：Advanced Trauma Life Support for Doctors（Student Course Manual），8th ed, American College of Surgeons, Chicago, IL, 2008

2) Mowery NT, et al：Practice management guidelines for management of hemothorax and occult pneumothorax. J Trauma 70（2）：510-518, 2011

頭部 CT

介護老人保健施設有明苑療養部
北澤　公男

ポイント

> **頭部外傷患者の手術前および経過観察には CT スキャンが必須である.**

　CT スキャンの登場により頭部外傷の分類と治療方法は大きく変化した. 頭部外傷患者で急速に神経症状が悪化しても, 血行動態が安定している場合には, CT スキャンなしで手術することは現在ではほとんどなくなり, 大部分の症例では, まず CT スキャンが行われ, その後に手術が施行される. さらに, 受傷後数時間, 数日, ときには数週間の間に起こる種々の形態学的変化をとらえるためには, CT スキャンでの経過観察は必須である. (CT 画像は和歌山県立医科大学　救急・集中治療部　加藤正哉先生のご厚意による.)

ポイント

> CT 施行のタイミング
>
> 　頭部外傷の項で述べた通り, 重症度に応じて CT 施行のタイミングは異なる.
>
> 重症 (GCS スコア 8 以下) では前述のごとく, Primary Survey (以下 PS) で気道を確保し, 呼吸循環の安定を確認したうえで, Secondary Survey (以下 SS) の最初に施行する.
>
> 中等症 (GCS スコア 9−13) では, SS のどこかで施行する. 胸部腹部の CT を行う場合には, 造影剤を使用する前に頭部 CT を行うことに注意.
>
> 軽症 (GCS スコア 14, 15) では, 帰宅する前に施行するのが望ましい.

CT の読影と必要な知識

　専門的な読影に関しては成書を参照されたい. ここでは初期診療に必要な頭部 CT の読影と専門家にコンサルトする際に必要と考えられる頭部外傷の形態学的知識の概略を述べる.

1．読影手順
　一般的には, 頭皮, 皮下, 頭蓋骨, 脳表, 脳実質, 脳槽, 脳室, という順番に外側から内側に向かって, 「らせん状」に観察していく.

2．吸収値 (density)
　ハンスフィールド値, CT 値などとも呼ばれる. X 線の透過度を, 空気と骨の間で −1,000 から +1,000 に数値化したもの. 密度の高いものは白く, 低いものは黒く見える. それぞれ

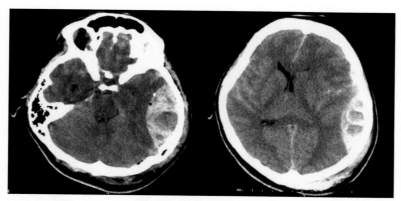

図1　活動性の出血（急性硬膜外血腫）

の値を持つピクセルを白黒のグラデーションで点描のように表示したものが CT 画像である．**高吸収域**（high-density area）白く見える部分：骨，金属，石灰化，血管外の血液（新鮮なもの）など．**等吸収域**（iso-density area）：脳実質と同じ吸収値を示す部分．慢性硬膜下血腫，数日から数カ月経過した出血など，注意しないと見逃すことがある．**低吸収域**（low-density area）黒く見える部分：脳脊髄液，脳浮腫，脳梗塞巣，木片異物，空気など．**混合吸収域**（mixed-density area）黒白混ざり合った部分：脳挫傷（鹿の子まだら，salt and pepper appearance などと表現される）が有名であるが，活動性の出血を伴う血腫（急性硬膜外，硬膜下血腫）も一部に低吸収域を呈することがある（図1）．

3．正中偏位，および，脳室・脳槽の変形と消失

　中央構造物の偏位（正中偏位：ミッドライン・シフト）は，側脳室前角部（透明中核・モンロー孔の位置）で左右への偏位を観察する．5 mm 以上は異常所見である．脳槽の変形と消失は切迫する脳ヘルニアの兆候である．特に脳底槽（左右前頭葉，左右側頭葉，中脳もしくは橋で境界される髄液槽：その五角形もしくは六角形の形状から，ペンタゴン，ダビデの星などとも表現される）の消失は，重篤かつ危険な兆候と考える（図2）．

　皮下血腫の存在は衝撃が加わった場所を知るのに有用である（Coup injury，Contrecoup injury）．頭蓋骨骨折，特に頭蓋底骨折は，CT の bone image が診断上必須である．副鼻腔や乳突蜂巣等の含気部位の液体貯留は頭蓋底骨折の間接所見である．

頭部外傷の形態学的変化

　頭部外傷の形態学的変化は，大きく，頭蓋骨骨折と頭蓋内病変の2つに分けられる．

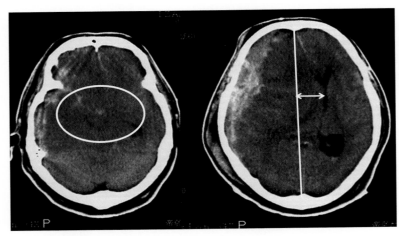

図2　脳底槽の消失（左），正中偏位（右）

1．頭蓋骨骨折

　頭蓋骨骨折は頭蓋冠骨折と頭蓋底骨折，線状骨折と星状骨折，開放骨折と閉鎖性骨折に分けられる．頭蓋底骨折の診断には通常骨条件でのCTスキャンが必要である．また，撮像方向として通常のAxialに加えSagittal, Coronal断面も有用である．頭蓋底骨折の臨床症状も診断の助けとなる．例えば，眼窩周囲の斑状出血（パンダの目），耳介後部の斑状出血（バトル徴候），脳脊髄液の漏出，顔面神経（第7脳神経）麻痺などである．

　頭蓋骨骨折がある場合，少なくとも骨折を起こすだけの外力が頭部に加わったわけであるから，決して過小評価してはならない．頭蓋冠に線状骨折があった場合，頭蓋内血腫の合併する割合は，意識のある患者で400倍，昏睡の患者で20倍も多いと考えられている．

ポイント

> 頭蓋底骨折の診断にはCTスキャンが必要である．重要な臨床症状は，パンダの目，バトル徴候，髄液漏，顔面神経麻痺である．

2．頭蓋内病変

　頭部外傷による頭蓋内病変は局所性とびまん性の2つに分けることができるが，実際にはしばしばこの両者が合併する．局所性病変としては，硬膜外血腫，硬膜下血腫，脳挫傷，脳内血腫がある．びまん性脳損傷では，CT所見が正常であるにもかかわらず，意識障害があり昏睡になることもある．意識障害の程度と持続時間により，軽症脳震盪，古典的脳震盪，びまん性軸索損傷に分けられる．

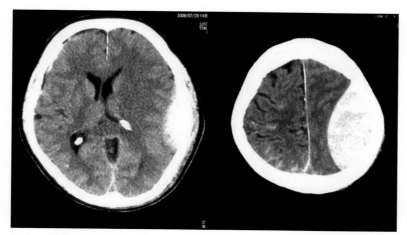

図3　急性硬膜外血腫

1　硬膜外血腫

　硬膜外血腫は，硬膜と頭蓋骨の間にできる血腫で，頭蓋冠の内側から硬膜を剥がしつつ，脳表を凹ませながら増大する．したがって，血腫の形状は両側凸のレンズ型になる（図3）．

　多くは頭蓋骨骨折に伴う中硬膜動脈の断裂が原因であり，したがって血腫は側頭部もしくは側頭-頭頂部にあることが大部分である．動脈性出血が多いが，静脈性出血による硬膜外血腫も約3分の1を占める．ときに，頭頂後頭部や後頭蓋窩の静脈洞の断裂による硬膜外血腫もある．硬膜外血腫はそれほど多いものではないが（全頭部外傷患者の0.5％，昏睡患者の9％），診断過程では必ず鑑別しなければならず，早急な治療が必要である．早期に治療できれば，血腫の直下の脳実質に対する直接損傷が少ないために，かなり良好な予後が期待できる．転帰は手術直前の患者の状態で決定される．古典的な症状として「意識清明期」の存在が，よく知られている．

ポイント

> 硬膜外血腫は，両側凸レンズ型の血腫が特徴的であり，早期治療により良好な予後が期待できる．

2　硬膜下血腫

　硬膜下血腫は硬膜外血腫よりも多く発生する（重症頭部外傷の30％．出血原因は大脳から静脈洞へ至る架橋静脈の破綻によるものが大部分だが，脳表の動脈が断裂しそこからの出血という場合もある．硬膜下血腫は硬膜の内側に発生する血腫で硬膜とくも膜の隙間を脳表に沿って増大する．したがって，血腫の形状は三日月型となる（図4）．硬膜外血腫と

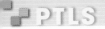
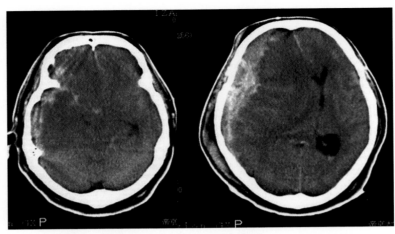

図4　急性硬膜下血腫（脳底槽の消失，正中偏位）

比べて脳損傷はより重篤であり，したがって予後も悪いことが多い．硬膜下血腫の高い死亡率を少しでも改善するには，迅速な脳外科手術とその後の積極的な全身管理が必要である．

ポイント

> 硬膜下血腫は，三日月型の血腫が特徴的であり，合併する脳損傷とも相まって，硬膜外血腫よりも重篤である．

③ 脳挫傷と脳内血腫

　脳挫傷の頻度は高い．CT装置の性能が良くなりまた広く普及するに従い，脳挫傷という診断が多くなされるようになった．また，硬膜下血腫の多くは脳挫傷を合併することも多い．ほとんどの脳挫傷は前頭葉と側頭葉に発生するが，ときには小脳や脳幹部に発生することもある．脳挫傷と外傷性脳内血腫の厳密な区別はなされていない．脳挫傷が数時間から数日の経過で脳内血腫を形成することもある（図5）．

ポイント

> 脳挫傷の頻度は高く，前頭葉と側頭葉に多い．

④ びまん性脳損傷

　びまん性脳損傷は加速あるいは減速の外力が加わったときに起こる脳損傷で，頭部外傷の中で最も多いタイプの脳損傷である．

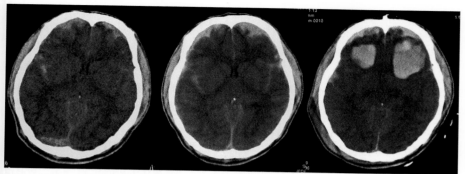

図5　脳挫傷→外傷性脳内血腫

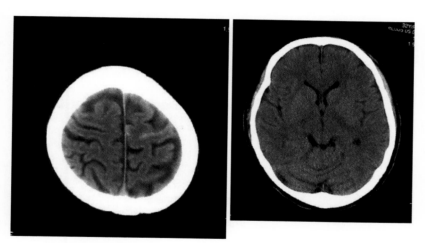

図6　びまん性軸索損傷

　軽症脳震盪は，意識は保たれているが一過性の神経症状を伴うものを指す．頭部外傷の中で最も多くみられるが，軽症ゆえにしばしばそのまま放置される．最も軽症な脳震盪では，記憶喪失なしで錯乱や見当識障害のみがみられる．この症状は可逆的で大きな後遺症もない．ときに受傷前後の記憶を失っていることもある．

　古典的脳震盪は，頭部外傷後意識消失を伴うものを指す．たいてい外傷後の健忘があり，その継続時間の長さが重症度を反映する．通常は6時間以内に回復するものを指すことが多い．後遺症としては，受傷前後の健忘だけのことが大部分であるが，ときに記憶障害，めまい，吐き気，嗅覚消失，うつなどの神経症状が長引くこともある．これらは脳震盪後遺症として知られているが，しばしば社会復帰を妨げる大きな障壁となっている．びまん

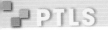

性軸索損傷は,受傷直後から意識障害が遷延するが,頭部 CT 上異常所見に乏しい場合に考慮する.この場合,頭部 MRI が有用で,T2 強調画像で急性期から散在性の高信号域(主として脳浮腫)や散在性の微小出血が描出されることが多い(図6).

ポイント

> 頭部外傷の中ではびまん性脳損傷が最も多く,これらは脳震盪とびまん性軸索損傷に分けられる.CT 所見は,一見して異常のないものも多い.

3. 小児の軽症頭部外傷(GCS=14, 15)における頭部 CT 撮影の基準

小児では,頭部 CT による頭部の実効線量が大きく,発癌リスクも高いとされ,放射線被曝の低減に留意して検査を行う.また,CT 検査実施前に,検査の必要性と被曝による発癌リスクについて家族に説明し,検査の同意を得る.

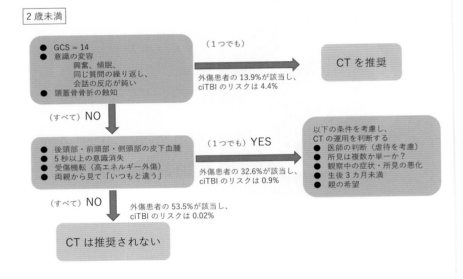

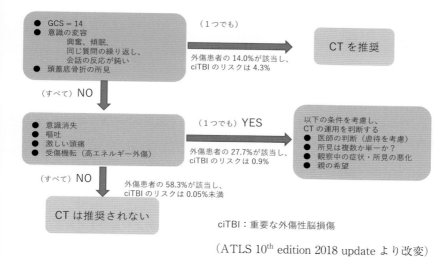

2歳以上

● GCS = 14
● 意識の変容
　　興奮、傾眠、
　　同じ質問の繰り返し、
　　会話の反応が鈍い
● 頭蓋底骨折の所見

（1つでも）

外傷患者の 14.0%が該当し、
ciTBI のリスクは 4.3%

CT を推奨

（すべて）NO

● 意識消失
● 嘔吐
● 激しい頭痛
● 受傷機転（高エネルギー外傷）

（1つでも）YES

外傷患者の 27.7%が該当し、
ciTBI のリスクは 0.9%

以下の条件を考慮し、
CT の運用を判断する
● 医師の判断（虐待を考慮）
● 所見は複数か単一か？
● 観察中の症状・所見の悪化
● 親の希望

（すべて）NO

外傷患者の 58.3%が該当し、
ciTBI のリスクは 0.05%未満

CT は推奨されない

ciTBI：重要な外傷性脳損傷

（ATLS 10th edition 2018 update より改変）

●軽症頭部外傷でも頭部 CT 検査が必要な場合

・GCS14 点

・受傷時の意識消失や健忘の存在（受傷のエピソードが不明の場合）

・頭蓋骨骨折が強く疑われる場合

・頻回の嘔吐，激しい頭痛の存在

・けいれん発作

・局所神経症状

・高エネルギー外傷

・高齢者（60 歳以上）

・凝固脳異常が疑われる場合，抗血栓薬内服

・アルコール中毒，薬物中毒

参考文献

1）日本脳神経学会・日本脳神経外傷学会（監修）：頭部外傷治療・管理のガイドライン．
　第 4 版，医学書院，2019，pp21-37

実 習

外傷全身 CT—外傷パンスキャン

1) 聖マリアンナ医科大学病院救命救急センター　　2) 八戸市立市民病院院長

昆　祐理[1)]　　**松本　純一**[1)]　　**今　明秀**[2)]

ポイント

> 画像情報は治療戦略を左右する重要な情報源である．外傷診療はスピード勝負！　正
> しいプロトコールで検査を行い，ターゲットを絞った迅速かつ的確な読影が，正しい
> 治療戦略を導く．

外傷初期診療において，CT はこれまで「死のトンネル」と認識されてきた．

しかし，MDCT の導入による検査時間の短縮や，CT から得られる情報が飛躍的に多く
なったことで，最近では CT の有用性を見直す声も高まっている[1)]．

Primary Survey（以下 PS）では**生理学的兆候の安定化が何より最優先であることは言う
までもない**が，CT 検査は外傷の治療方針を決定するうえで，今や不可欠といっても過言で
はない．胸，腹，骨盤の 3 大出血源は，Primary Survey におけるポータブル X 線と FAST で
発見できるが，高位後腹膜出血は見逃される．これらには CT が威力を発揮する．しかし，
胸部や骨盤のポータブル X 線写真や超音波の外傷における位置づけはよく理解されている
が，今後の治療方針を左右する外傷 CT の撮影方法については標準化されたものがないの
が現状である．本項では，外傷初期診療における CT の利用法について述べる．

1．CT の適応

胸，腹，骨盤損傷の Non responder には適応はない．これらは，PS に続いて，**止血術
を急ぐべきだ**．しかし，胸，腹，骨盤の損傷が軽微で，出血源が他に予想されるときは，
CT の適応である．蘇生を継続しながら CT 室へ向かう．

輸液に反応した場合は Secondary Survey（以下 SS）の段階で，早期に CT を行う．最も
注意しなくてはならないのは，transient responder である．CT 撮影台にいるうちに読影でき
れば，ショックに陥ったときの止血戦略が立てやすい．

救急室内で CT 撮影ができる施設なら胸，腹，骨盤損傷の non-responder に対して手術室
の準備をして CT を行うこともできる．ただし，challenging である．

2．撮影方法

外傷での損傷の多くは出血を伴う．動脈からの活動性の出血を判断したり，臓器損傷の
程度の判定のためには動脈優位相・実質相での造影 CT が必要である．「時間がもったいな
いから」「状態が悪いから」という理由で単純 CT のみにとどまると，損傷を見逃したり，
その後の治療戦略を立てるためには不十分な検査となってしまうため，造影剤の禁忌がな

い場合には，高エネルギー外傷患者に対して，頭部単純 CT＋頚部から骨盤までの造影 CT（動脈優位相＋実質相）の撮影が望ましい．ただし，受傷部位が明らかな場合や全身状態によってプロトコールは適宜アレンジされるべきである．機器としては 16 列以上の MDCT が望ましく，画像が速やかに閲覧できるよう，再構成や転送が迅速に行われるべきである．

3．読影方法

　外傷診療はスピードが勝負である．PS で行われるポータブル X 線写真において浸潤影や coin lesion を検索しないのと同様，CT の読影においても最短の方法で重症な損傷から順に検索していく必要がある．この評価法は Focused Assessment with Computed tomography for Trauma（FACT）と呼ばれることがあり，PTLS においてもこの呼び方を採用することとする（図1）[2,3]注．

1 FACT 撮影の手順

　FACT は簡便に大きな損傷をみていく方法であるため，患者がスキャン台にいるうちにコンソールの場所で行うことができる．これは大まかに大きな損傷を迅速に把握する方法であり，FACT では評価できない重要な損傷，病態があることは意識しておく必要がある．細かな損傷は改めて繰り返し読影する必要がある（画像においても，secondary, tertiary…と評価することが重要である）．

　以下に FACT の手順を示す（図1）．

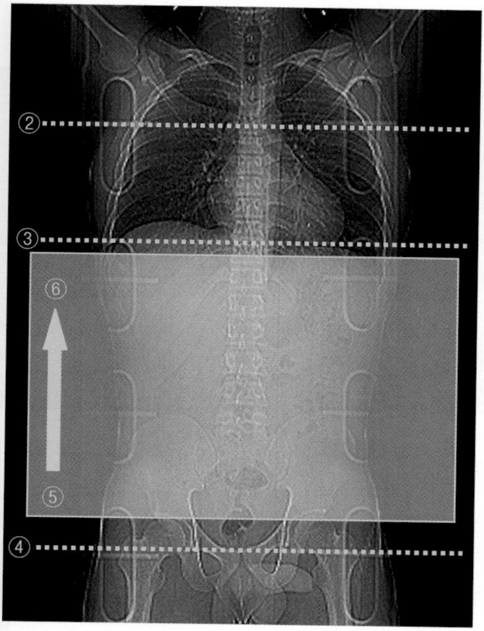

図1　FACT の手順

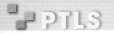
② 各レベルでの読影のポイント

①頭部で緊急開頭が必要な外傷性変化を検索

②左の肺動脈が見える部分で大動脈損傷をみる（図2，3）

—外傷性の大動脈損傷の90％以上は左肺動脈が見える前後のレベルに出現する．

大動脈弓部から左肺動脈が見えるレベルで画像を前後させ，縦隔内の血腫の有無・大動脈の輪郭の異常の有無をチェックする．

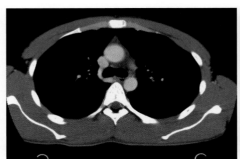 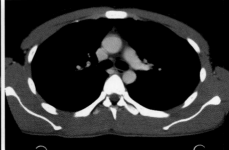

図2　正常像

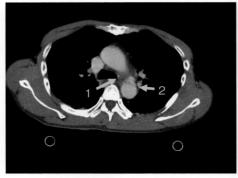 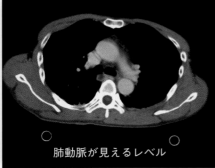

図3　大動脈損傷

肺動脈が見える部分の前後で大動脈損傷を認める．大動脈の前面に損傷を認める．

➡ 1：縦隔内の軟部組織が厚くなり，白くなっている．

➡ 2：大動脈の輪郭が円状を呈していない．大動脈の輪郭の外側に造影剤の存在を認める．

③血胸の分布を見ながら尾側に降りていく．**肺底部にきたら，肺野条件に変更し気胸の有無を見る**（図4，5）．

　一臥位で胸腔内で最も高い位置は肺底部になるため少量の気胸は肺尖部では見えず，肺底部の高い部分に空気が集まり見える．PSでわからなかった気胸も陽圧換気などによる影響で新たに出現する可能性がある．重症患者の多くは，今後手術に向かったり，ICUでの人工呼吸管理が必要となる場合が多く，気胸の有無は呼吸のマネジメントを左右するため，軽微の気胸であっても把握することが重要である．

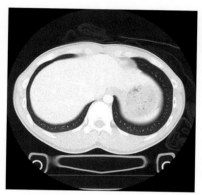

図4　正常像

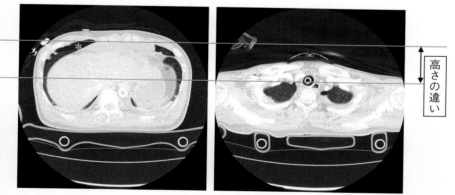

図5　気胸
左：肺底部に気胸を認める．右：同じ患者の肺尖部では確認できない．

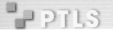
④一気に骨盤腔内に降りて骨盤腔内に腹水（出血）の有無をみる（図6, 7）.
　―腹腔内は free space である. 骨盤腔内（ダグラス窩・膀胱直腸窩）の腹腔内出血の存在は, 大量の腹腔内出血の存在を示唆するため, 一刻も早く損傷部位を同定し, 治療戦略を検討しなければならない, 「ヤバい」所見である. この所見を認めたら, ⑥での損傷の有無に集中することと, さらに迅速に次のステップに移らなければならないことを覚悟する.

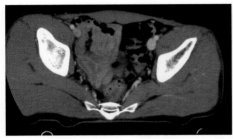

図6　正常像

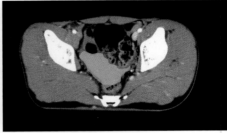

図7　骨盤腔内に血腫
骨盤腔内に液体貯留を認める. 水（膀胱内や胆嚢内と比較する方法もある）よりも高濃度に見える腹水は血腫である.

⑤骨も見えるウィンドウにして, 骨盤骨折と椎体・横突起の骨折の有無を見ながら, 頭側に上がっていく（図8-a, b）.
　―このときに打撲や骨折などの損傷部位を把握しながら, 受傷メカニズムを考え, 起こりうる損傷を想定して読影を進める.

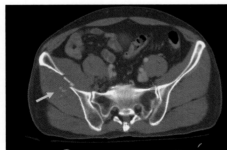

図8-a　右腸骨骨折と extravasation

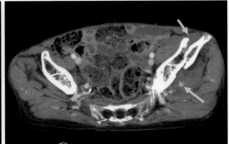

図8-b　左腸骨骨折と左右の殿筋内 extravasation

⑥実質臓器損傷を見る．損傷のメカニズムや部位から想定された損傷を，左右の腎臓・脾臓，肝臓・膵臓を中心に評価し，その後，腸管・腸間膜を全腹部にわたって検索しながら尾側へ降りていく（図9）．

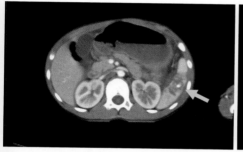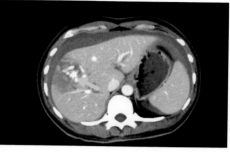

図9　腹腔内臓器損傷（造影剤の血管外漏出像）
左：extravasation を伴う脾損傷．右：extravasation を伴う肝損傷．

◆上記の手順で血腫があれば近隣の臓器の損傷と extravasation を検索し，治療を急ぐ重要な臓器損傷を迅速に判断したのち，必要な治療を進めていくことになる．
◆この手順は患者が CT 台にいる数分内に完了することが望ましい．

4.　まとめ

正しい治療戦略を立てるには，正しい損傷部位の把握が重要である．重要な臓器損傷を把握し治療戦略を立てつつ，患者の安定が得られたら細かな損傷部位の把握のために CT を細かく見直す必要もあることを忘れてはならない．

文　献

1）Huber-Wagner S, et al：Effect of whole-body CT during trauma resuscitation on survival：a retrospective, multicentre study. Lancet 373（9673）：1455-1461, 2009
2）Kanz K-G, et al：Trauma management incorporating focused assessment with computed tomography in trauma （FACTT）-potential effect on survival. J Trauma Manag Outcomes 4:4. doi:10.1186/1752-2897-4-4, 2010
3）松本純一，他：外傷診療における画像診断と IVR．INTENSIVIST 2（3）：599-604，2010

注）第25回日本外傷学会において，一ノ瀬，松本らは外傷 Panscan の読影方法を FACT（Focused Assessment with CT for Trauma）と呼んでいる．FACTT（Focused Assessment with Computed Tomography for Trauma）という検査方法も Karl-Georg Kanz らにより報告（文献3）されているが，ここでいう FACT とは異なった概念である．

収容準備，外傷トリアージ

名古屋掖済会病院副院長／救命救急センター長
北川　喜己

　PTLS 看護師コースでは，
① 外傷における気道管理
② GCS・切迫する D
③ 収容準備
④ バックボード・ログロール・シーツラッピング・カラー除去
⑤ 外傷トリアージ
⑥ 極楽対応（三角巾）
をスキルステーションの題材として取り入れている．

　このうち，⑥の三角巾の包帯法は講義の中で教えているコースもあり，詳細は講義の別項に譲る．また，①，②，④は講義の内容もしくは医師コースのスキルステーションの内容と共通する部分が多いので，勉強はそちらの項を参考にしていただきたい．この項では，看護師コースならではの収容準備と外傷トリアージのスキルステーションに関して概要を述べる．

収容準備

> 収容準備のスキルステーションの学習目標は，
> ◆外傷患者収容までの流れを知る
> ◆外傷患者収容前の必要物品の準備ができる
> ◆看護スタッフの人員調整の必要性がわかる
> ◆関連部署への連絡の必要性がわかる

　PTLS 講習会では，救命救急センターのようなスタッフが多く集まっている施設を想定しているわけではなく，序章で箕輪先生が述べているように医師 1 人，看護師 1 人といった限られたスタッフでもとりこぼしなく診療できる手順を学習する．看護師には，外傷患者の収容の流れを十分に理解したうえで，いかに効率よく情報伝達と受け入れ準備で動けるかが求められる．

　外傷患者収容までの流れを図 1 に示す．救急隊は JPTEC[1] などの標準化講習で，病院連絡は年齢，性別に加えて MIST で簡潔明瞭に伝えるように指導されている．救急隊からのホットラインは医師が直接応答するのが理想であるが，前述のような人手のない状況の中では，看護師が応答することもやむをえない．

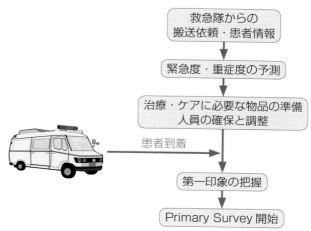

図 1　外傷患者収容までの流れ

1．MIST を理解する

　MIST とは以下の内容のことである．

M：mechanism（受傷機転）

I：injury（損傷部位・程度）

S：sign（症状・症候）

T：treatment（行った処置）

例えば例として

30 歳代の男性

M：建築現場で 10 m の高さからの転落

I：右胸部と右骨盤骨折の疑いあり

S：意識は痛み刺激で開眼，瞳孔不同あり

　　脈拍は橈骨動脈で微弱，ショック状態

T：リザーバー付きマスクで酸素 10 L 投与中

という具合である．

　外傷は時間との勝負で，MIST とは，いかに短時間で要領よく最低限の患者情報を伝えるかの有力なツールなのである．

2．MIST で情報を収集できる

　救急隊（もしくは医師）から外傷受け入れ依頼の情報を聴いたら，MIST に沿って情報をまとめ，ほかのスタッフに情報を伝える必要がある．救急隊は必ずしも順序立てて伝え

てくれるとは限らない．また状況によっては受傷機転のみで受け入れを要請する場合や，逆に MIST 以外の情報を伝えてくる場合もある．受け入れの段階で必要な情報は聞き出し，必要ではない情報は省いて伝えられるように練習が必要である．

３．収容準備について確認する

　患者情報が伝わったら，緊急度・重症度の予測をしつつ，治療・ケアに必要な物品の準備と人員の確保・調整に取りかかる．病態（出血性ショック・TAF な 3X・切迫する D など）や年齢（小児・高齢者・妊婦など）によって集める人も物も変わってくる．一般的に必要な物品を下記に挙げてみるが，その症例に必要と思われるもの以外の物品を集めて置いておくと，逆に処置の妨げになることもあるので要注意である．

1 感染防御
　ガウン，マスク，手袋，ゴーグル（ディスポーザブル）

2 気道（A）
　気管挿管物品/輪状甲状靱帯切開
　　リザーバー付きバッグバルブマスク，気管チューブ（6 mm ＋各サイズ），喉頭鏡
　　スタイレット，バイトブロック，固定用テープ
　気管吸引・口鼻腔吸引に必要な物品

3 呼吸（B）
　人工呼吸（バッグバルブマスク，人工呼吸器）　酸素吸入　パルスオキシメーター
　胸腔ドレナージ/胸腔（心囊）穿刺物品
　　ドレナージチューブ　28〜32 Fr　2 本/静脈留置針 14 G
　　排液バック，接続チューブ，低圧持続吸引器，タイガン

4 循環（C）
　末梢静脈路確保に必要な物品
　　静脈留置針　16〜20 G　2 本，採血用注射器 1 本
　　輸液　39℃に温めた乳酸 or 酢酸リンゲル or 生理食塩液　2 L
　超音波診断装置　ポータブル X 線撮影装置　除細動器　心電図計　血圧計
　非観血的自動血圧計（動脈圧モニター）

5 脳神経（D）
　ペンライト・瞳孔計

6 脱衣と体温管理 (E)

裁断用ハサミ　1〜2本

体温計（腋窩・鼓膜など）室温調整　24℃以上

リネン類　　バスタオル，タオルケット，毛布，電気ブランケット

7 検査・処置

血液ガスキット，救急血液検査用品

尿道留置カテーテル，胃管

8 記録と所持品管理

各種記録用紙

ビニール袋　数枚　大小

4．人員調整と連絡ができる

　患者到着までの短時間での人員調整には，普段からの円滑なコミュニケーションが重要である．適切な看護スタッフは1人で良いのか2人必要なのか（居ればの話だが），関連部門への連絡は医師がするのか看護師がするのかなど，普段から具体的な例を想定して相談し，決めておくことが必要である．いざと言うときに，迅速かつ簡潔な連絡ができるかどうかで，その後の治療のスピードとスムーズさが大きく変わるのである．

外傷トリアージ

> 外傷トリアージのスキルステーションの学習目標は，
> ◆トリアージの4つの分類・考え方がわかる
> ◆トリアージのアプローチの仕方を知る
> ◆受傷機転によるトリアージ―高エネルギー外傷―を学ぶ
> ◆実際の複数外傷患者のトリアージができる

　トリアージというと，すぐに頭に浮かぶのは災害時の多数傷病者のふるい分けである．工場の爆発などでトリアージすべき傷病者が圧倒的に多い場合は，START（Simple Triage and Rapid Treatment）法もしくはSTART法に準じた表1のような方法でトリアージを行うのが良い．しかし通常の救急外来にも外傷患者が複数同時に，もしくは多少の時間差で搬送されることがある．医師が重症患者の処置に追われている場合，トリアージで患者の状態を見極め，治療の優先順位を決めるのは看護師の役割である．このステーションではこのような救急外来でのトリアージを主に学習する．

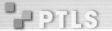

表1　START 法に準じたトリアージ

- Step 1　自力歩行できれば→経過観察（緑）
  自力歩行できなければ→ Step 2
- Step 2　1 回呼吸時間が 2 秒未満であれば→緊急治療（赤）
  1 回呼吸時間が 2 秒以上であれば→ Step 3
- Step 3　毛細血管再充満時間が 2 秒以上であれば→緊急治療（赤）
  毛細血管再充満時間が 2 秒未満であれば→ Step 4
- Step 4　名前・生年月日を言えない→緊急治療（赤）
  名前・生年月日を言える→待機治療（黄）

1．トリアージの分類を理解する

　この外傷トリアージのステーションでは，治療の緊急度によって優先順位を便宜上 4 段階に分けている．

超緊急：即致死状態．人を呼んで，医師を待たずに処置開始．

緊急：治療の遅れは危険．5〜15 分以内に医師に診せる．

準緊急：待つと悪化する可能性あり．早め（1〜2 時間以内）に医師の診察を受ける．

非緊急：緊急性なし．一般の外来でよい．

　想定される具体的な疾患では，

超緊急：超致死的胸部外傷（TAF3X）

緊急：骨盤骨折，腹腔内出血

準緊急：開放骨折，コンパートメント症候群

非緊急：打撲，四肢単純骨折

などが例として挙がるが，同じ疾患でもバイタルサインによっては分類が当然変わってくる．超緊急と緊急を一緒にして，超緊急〜緊急とし，その中で現場で特に緊急性の高いものを超緊急と呼んでも良いと思う．表2に示すような ABCD に問題があるものはすべて超緊急〜緊急になる．

2．トリアージの方法を理解する

　トリアージの方法としては，以下の手順が考えられる．

◆まずは ABCD が保たれているかをさっとチェックする

◆問診で，受傷機転や危険なキーワードの拾い上げをする

◆視診で，重症サインを見つける

◆バイタルサイン（血圧・脈拍・呼吸数・SpO_2・意識レベル・体温）を測定する
　ポイントとしては，トリアージの目的は診断をつけることではなく，「すぐに診るべきか」の判断をすることである．迷ったらより緊急性の高いほうへ分類（オーバートリアージ）するのが大原則である．

表2　ABCD に問題があるものはすべて超緊急～緊急‼

		外傷で よくある状態	生理学的評価 バイタルサイン	受傷部位・病歴
A	気道	気道閉塞	会話ができれば OK 気道が血液でゴロゴロ 舌根沈下	顔面外傷・熱傷
B	呼吸	呼吸不全	努力呼吸 呼吸数 30 回以上，10 回以下 酸素飽和度 90%以下	胸部外傷 脊髄損傷（呼吸筋麻痺）
C	循環	出血性ショック 閉塞性ショック 心原性ショック 神経原性ショック*	収縮期血圧 90 以下 頻脈(目安として HR100 以上) 末梢が冷たい 顔面蒼白＋皮膚湿潤	胸・腹・骨盤外傷（内出血） 活動性出血 長管骨 2 本以上の骨折 脊髄損傷
D	神経	意識障害	意識障害（特に GCS ＜ 8） 麻痺がある 瞳孔左右差がある	頭部外傷 意識を失った 記憶がない＞ 5 分以上

*神経原性ショックは血圧低下があっても末梢冷感や頻脈がなく，逆に末梢は温かく徐脈となる．

車の事故の場合
　　◆同乗者死亡
　　◆車外に放り出された
　　◆車の横転
　　◆ハンドル変形
　　◆車の変形＞50 cm 以上，運転席側なら＞30 cm
　　◆救出時間＞20 分
　　◆スピード＞60 km/h 以上・速度の変化 30 km/h 以上
車と人の事故の場合
　　◆かなりの衝撃が加わったもの（＞10 km/h）
　　◆人が跳ね飛ばされた場合
　　◆乗り上げられた場合
バイク事故の場合
　　◆スピード＞30 km/h 以上
　　◆運転者がバイクと離れてしまった場合
転落事故の場合
　　◆5 m 以上の転落（小児の場合，3 m 以上）

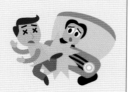

図2　外傷メカニズムによるトリアージ（高エネルギー外傷）

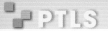

◆小児	◆心疾患または呼吸器疾患の既往
◆高齢者	◆悪性腫瘍
◆透析患者	◆病的肥満
◆薬物中毒	◆糖尿病（特にインスリン使用中）
◆アルコール	◆出血性疾患（紫斑病，血友病等）
◆妊婦	◆肝硬変
	◆抗凝固薬服用中

図３　ハイリスク患者（重症化のリスク大！）

３．外傷のメカニズムの大切さを理解する

　外傷の場合，受傷機転がとても大切である．身体のどの部位に，どちらの方向からどれくらいの運動エネルギーが加わったかで，損傷臓器とその重症度がある程度想像がつく．受傷機転で，大きなエネルギーが身体に加わったと考えられる場合を高エネルギー外傷（またはハイリスク受傷機転）と呼ぶ．状況としては図２のようなメカニズムがあるが，高エネルギー外傷と判断される場合は，一見緊迫感がないように見えても緊急以上のトリアージで対処することが必要である．

４．トリアージの落とし穴に注意する

　トリアージをするうえでの注意点として以下のことが挙げられる．

１ 見た目の派手さに騙されない

　目に見える傷（外出血）があると一見重症に見えるが，実は内臓損傷のほうが重症度・緊急度ともに高いのである．

２ トリアージは流動的なもの

　患者の状態は常に変化するもので，非緊急と判断しても時間が経てば緊急へ変わることもある．トリアージは繰り返し行い，再評価することが大切である．

３ ハイリスクな患者に注意

　バイタルサインや受傷機転から高い緊急度に分類されなくても，図３に挙げた患者は重症化・急変する危険が高い方々である．トリアージの緊急度を一段上げるのが良い．

　これらのことを理解したうえで，実際に複数の外傷患者のトリアージをやってみていただきたい．

文　献
1）JPTEC 協議会（編著）：JPTEC ガイドブック．改訂第２版，へるす出版，2016

全身固定

名古屋掖済会病院救命救急センター
須網　和也

ポイント

◆外傷を負った傷病者，特に重症外傷患者では受傷時に頭部と体幹に異なる外力が加わるため，頚椎を含む脊椎・脊髄に対して二次的損傷を与えないように努める．

◆疼痛のため病歴・身体所見が正確に評価できないことは多く，脊椎・脊髄損傷の兆候がなくとも，可能性があれば損傷があると仮定して脊椎保護に努める．

◆全身固定は呼吸抑制や褥瘡の原因となることも報告されており，適応を適切に評価することが重要である．不要と判断された場合にはすみやかに除去することに努める．

1．外傷患者における全身固定

　今日では頚椎カラー，バックボードやスクープストレッチャー（図1）を用いて全身固定が行われる．外傷に対する prehospital care は 1800 年頃，ナポレオンの外科医であった Dominique-Jean Larrey によって始まり，1966 年には Geisler らが頚椎保護のための全身固定を報告し，現在の基盤となっている[1]．現在，傷病者に対して二次的損傷を与えないように愛護的に診療を行うことは外傷診療の常識となっている．健常者に対しては，全身固定によって脊椎の動きを減らす報告があるが[2]，傷病者に対して全身固定の有用性を示す質の高い研究は報告なく[3,4]，今後の研究が期待される．

2．全身固定の適応

　全身固定の適応は，受傷機転や全身観察，傷病者の状態に基づいて個々に判断すること

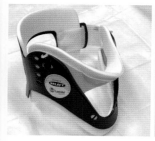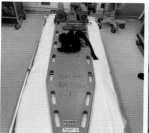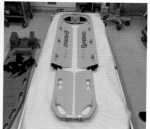

図1　頚椎カラー（左），バックボード（中），スクープストレッチャー（右）

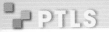

が重要である．脊椎運動制限の適応を下記にまとめる（表1）．実際には受傷機転がはっきりしない症例は多く，特に重傷外傷患者の搬送体位は，頚椎を含めてバックボード上に全身固定した仰臥位が基本である．病院搬入後も，脊椎・脊髄損傷が否定されるまでは脊椎運動制限を継続するのが原則である．

表1　脊椎運動制限の適応

> 1．脊椎・脊髄損傷の可能性がある受傷機転
>   例）墜落事故，飛び込みによる損傷，頭頚部へのスポーツ外傷
> 2．脊椎・脊髄損傷を疑う所見
>   例）頭部・顔面の損傷，頚部・背部の疼痛，四肢麻痺・対麻痺などの神経学的異常
> 3．正確な所見が取れない傷病者
>   例）痛みの訴えが強い患者，事故により精神的動揺がある患者，アルコール・薬物中毒の患者

（一般社団法人 JPTEC 協議会（編著）：JPTEC ガイドブック，改訂第2版，へるす出版，2016，p99 より改変引用）

3．全身固定の方法

　全身固定の方法として，頚椎カラー，頭部固定具，バックボード，固定ベルトを用いた固定法が推奨されてきた（図2）．不穏時やけいれんを起こした際に，頭部を軸にして体幹のみが動き，頚椎を損傷する可能性があるので，頭部の固定は最後に行い，それまでは用手的固定を継続する．ストレスのない自然な位置に固定して搬送するために，小児や高齢者など，傷病者の体型や受傷状況・症状を考慮し，タオルやテープ，ベルトの本数や固定法を変更する．

頚椎カラーサイズ選択

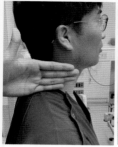 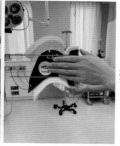

ニュートラル位に保持し，肩から下顎先端までの高さを測定する．正確なサイズを測定するためには，指を首の付け根におく

頚椎カラーの高さを調節する．もしくは高さにあったサイズを選択する

装着方法・確認

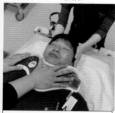 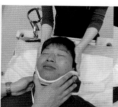 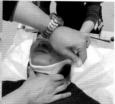 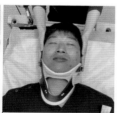

前胸壁を滑らせるようにして下顎を固定する

頚椎カラーを後部にくぐらせる

たるみに注意して固定する

傷病者の鼻－顎－臍が一直線上にあることを確認する

バックボード固定

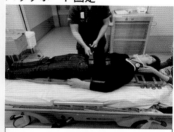 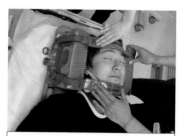

バックボード上に移動した後にベルトで固定を行う

体幹固定後，頭部を固定する．頭部保持者は頭部の固定終了まで用手的固定を継続する

図2　全身固定の方法

4．全身固定の留意点

全身固定は脊椎保護の観点からは適した搬送方法ではあるが，気道確保困難や呼吸抑制，褥瘡，疼痛，頭蓋内圧上昇などの報告がある[2,3]．また，全身固定されている傷病者は意識

があっても嘔吐時には誤嚥する可能性がある．特に意識障害のある患者は嘔気を訴えることができず，突然嘔吐することがあるので，常に気道を意識しながら診療に努める．嘔吐があれば，直ちにバックボードごと側臥位にして吸引などを行い（図3），処置が済めば気道・呼吸・循環・意識を再評価する．口腔内からの継続的な出血や嘔吐が持続する傷病者では，バイタルサインに注意しながらバックボードごと側臥位にしたまま搬送することも考慮する．

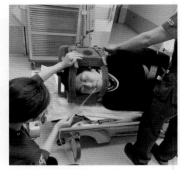

図3　嘔吐の場合はバックボードごと側臥位にして吸引

5．全身固定の解除

解除方法は固定方法の逆をたどればよい．体幹の固定から外してしまうと，体幹のみが動いてしまい頚椎を損傷する可能性があるため，はじめに頭部固定から外す．バックボードは褥瘡などのデメリットもあるため，すみやかに除去することに努める．

JATEC では多くの場合，Secondary Survey で log roll 法や flat rift 法で背面観察の際に除去する．

文　献

1）Ten Brinke JG, et al：Prehospital care of spinal injuries：a historical quest for reasoning and evidence. Eur Spine J 27（12）：2999-3006, 2018
2）Kwan I, et al：Effects of prehospital spinal immobilization：a systematic review of randomized trials on healthy subjects. Prehosp Disaster Med 20（1）：47-53, 2005
3）Kwan I, et al：Spinal immobilisation for trauma patients. Cochrane Database Syst Rev 2001（2）：CD002803, 2001
4）Purvis TA, et al：The definite risks and questionable benefits of liberal pre-hospital spinal immobilization. Am J Emerg Med 35（6）：860-866, 2017

SCE3　症例：高所からの墜落事故

たは本日当直です。まず初めに救急隊の報告を聞いて下さい。必要ならメモをとって下さい。
から病歴をとりつつ、身体所見をとり、生命を脅かす病態からまず鑑別、処置してください。
な所見を探しているのか、どのような所見があるのかをすべて口に出して言いながら診察を
て下さい。探している所見も口に出して言って下さい（気道OKなど）。点滴、酸素、検査もす
口に出して言わないと実行したものとみなしません。制限時間は7分です。

急隊長の報告）受傷機転説明

才男性大工。午前9時。建築現場で約5m の高さより足を滑らせ墜落した。現場ではしばらく
が無かったが、救急隊到着時にはかろうじて話すことはできた。頭部と腹部を痛がっていた。
のことは全く覚えていない。血圧 90/70、脈拍 110

者情報）来院時には強い刺激でかろうじて開眼する程度。痛がっていて話はできない。「痛い、
い」以外は話さず、文章にはならなく弱々しい。頭部裂創に顔面が潰れたようになっており、
が多量に出ている。左脇も触診で痛がる。皮膚は蒼白、冷たい。

○　重症頭部外傷：（右片麻痺）
　　　来院時 GCS10→切迫するDに変化 GCS 6　→頚椎固定しながら挿管＆過換気
　　　前頭蓋底骨折あり、経鼻胃管は禁忌　経口胃管を
○　腹腔内出血（脾損傷 Grade III）
　　　FAST1回目は少しのみ→2回目で増加
　　　BP 90/70, P120→FAST＆輸液→BP110/90,P100
　　　再度 BP80/70, P120→FAST＆輸血→血圧 110/90, P100-110
○　左下腿骨開放骨折、左下位肋骨骨折

BP90/70,P120	BP110/90,P100	BP80/70,P120	BP110/90,P100-110
FAST 少々	輸液↑	FAST 多量	輸血↑
GCS10, JCSII-20		GCS6,JCSIII-100	
		↑挿管、過換気	

●●

患者へのアドバイス

意識　　強い刺激でかろうじて開眼するもすぐ目を閉じる。「痛い、つらい」と弱々しく言うのみ。発語弱い。
　　　　命令には従わず、痛み刺激を限局できる。
　　　　インストラクターの合図と共に、急に意識状態が悪化。全く開眼せず、話さない。痛み刺激には逃
　　　　避反応のみ。右片麻痺。
頭面を潰すような外傷と頭部外傷、左上腹部、左下腿は痛いものと思って、意識を集中して反応すること。

のポイント

　☑　　頭部裂創、顔面（鼻血多い）に出血、左上腹部にあざ、左下腿に開放骨折

評価表	(Traumatic SAH, Splenic rupture, Open fx)

① 重症頭部外傷（右片麻痺）
② 腹腔内出血
③ 下腿開放骨折
④ 左下位肋骨骨折

氏名 _____ 実施日　年　月　日　　評価者 _____

★印は評価者が質問すること。0内点数そのまま、＋α表記は加算点数とする　●はタイミングをみて与える情報

Primary Survey & Resuscitation	poor	fair	good	excellent
1. 気道　意識低下＋	0	1	2	3

- ・ ★気道を確認後、100％酸素投与（＋1）（痛いと騒ぐ、強い刺激でやっと開眼、GCS10 E2V3M5）
- ・ 頚椎カラーで保護　モニター類装着：SpO₂、ECG（＋1）
- ・ 頚椎保護理由（＋1）　→鎖骨より上に外傷

2. 胸部診察	0	1	2	3

- ・ 触診・聴診・（視診）で(＋1)　異常なし
- ・ ★TAF3X が言えたら(＋2)　(C-Tamp, Aw obst, Flail, T-PTX, O-PTX, HTX)

3. ショックを確認　血圧 90/70、脈拍 120、呼吸数 8	0	1	2	3

- ・ すぐ2本ラインをとれば(＋2)、1本なら(＋1)、遅れたり、無かったら(0)
- ・ 輸液を温めたら(＋1)

4. FAST & X-ray→MAP を探せ	0	1	2	3

- ・ FAST をすぐ行う（心タンポナーデなし、Morrison 1mm、脾周囲 1mm、膀胱周囲 OK）(＋1)
- ・ ポータブル X 線オーダー(胸部、骨盤、[頚椎側面])（＋1）　検査が多(少な)すぎれば 0)　異常なし
- ・ ●(輸液 1L でバイタルが一時安定 BP110/90, P100）

5. Disability	0	1	2	3

- ・ 瞳孔不同なし R=L2mm・対光反射を確認(＋1)
- ・ 意識状態を確認　やや右側の動き弱い　JCSII-20～30, GCS10（E2V3M5）（＋1)

6. Exposure & Environmental control	0	1	2	

- ・ 全身脱衣(＋1)
- ・ 低体温予防(＋1)

受講生が Primary survey から外れた場合は PS に戻るように修正をかけること

Secondary Survey

7. AMPLE Hx と受傷機転	0	1	2	3	

- ・ 救急隊より受傷機転を聞く(＋1)
- ・ AMPLE Hx チェック(＋1)
- ・ バイタルサイン再評価（＋1）→輸液1L で血圧は戻ってきた BP110, P100

8. 頭部	0	1	2	3	4

- ・ 頭部挫創を確認消毒処置(＋1)
- ・ 耳鏡で鼓膜チェック(＋1)
- ・ ★頭蓋底骨折のサインを言える(＋1)　→(racoon's eye, CSF leak, hemotympanum, Battle sign)
- ・ 頭部 CT を指示（＋1）この時は輸液 2L でバイタルが一時安定 BP110, P100

9. 頚椎	0	1	2	

- ・ 視診触診：頚静脈も診察(＋1)
- ・ X 線2方向指示＋上位頚椎 CT 指示(開口位は不可能)(＋1)

10. 胸部	0	1	2	

- ・ 視診触診聴診(＋1)
- ・ ★2ndary survey の6つの胸部外傷を言える(＋1)→(TRA, broncho×, Eso×, Card×, Pul×, Diaph×)

11. ●状態の悪化(→PS 再評価)	−1	0	1	2

- ・ ★診察中開眼せずうめき声もなくなる(Gag reflex 消失)GCS 6 E1V1M4　瞳孔不同 R:3mm⇔L:5mm　右片麻
- ・ 頚椎固定しながら気管挿管し、過換気施行:呼吸数 15～20(＋1)　→●瞳孔不同消失
- ・ 切迫する D の同定　脳外科医コール、頭部 CT 指示(＋1)
- ・ △～×オプション:controversy マンニトール投与（十分輸液が入っていない場合は−1）

12. 腹部・骨盤　　　　　　　　　　　　　　　　　　　　　0　　　1　　　2
  - ・　●→再度血圧軽度低下　BP 80/70、P 110-120　→出血源の検索＆輸血
  - ・　腹部・骨盤の視診触診聴診(＋1)　腹部はやわらかく所見無し(ただし意識障害患者)
  - ・　腹部エコーFAST 再施行→腹腔内出血増加多量　Morrison 10mm, Sp 20mm, 膀胱周囲 3mm(＋1)
  - ・　緊急輸血を指示、外科医コール（＋1）　●→再度血圧　BP 110/90、P 100-110
13. 心電図モニター・採血　　　　　　　　　　　　　　　0　　　1　　　2　　　3
  - ・　心電図モニター(＋1)
  - ・　１２誘導心電図(＋1)
  - ・　★血液型・交差・感染症検査を指示(＋1)
14. 左下腿および四肢の診察　　　　　　　　　　　　　0　　　1　　　2　　　3
  - ・　左下腿開放骨折部処置(＋1)
  - ・　遠位部拍動触知(＋1)
  - ・　シーネ固定(＋1)
15. 開放骨折感染予防　　　　　　　　　　　　　　　　0　　　1　　　2　　　3
  - ・　抗生剤テスト(＋1)
  - ・　抗生剤投与(＋1)
  - ・　破傷風予防(＋1)
16. 経鼻胃管挿入・禁忌の理解　　　　　　　　　　　　0　　　1　　　2　　　3
  - ・　経鼻胃管挿入をしない(＋1)　経口胃管を
  - ・　★禁忌の理解(前頭蓋底骨折：パンダの目、髄液鼻瘻)(＋1)
  - ・　★髄液鼻瘻とただの鼻出血との鑑別法は何か→濾紙を使用 (＋1)
17.X 線、CT 撮影： (頚椎 X 線)左下腿 X 線撮影、頭部 CT、腹部 CT 撮影　0　　1　　2　　3
  - ・　左下腿 X 線撮影(＋1)
  - ・　頭部 CT(＋1)　　　決して CT に時間をかけてはいけない。止血術を優先することをしっかり指導！
  - ・　腹部 CT 撮影(＋1)　●腹腔内出血多量、脾周囲に多く、脾実質損傷 III
18. Foley カテーテル挿入・禁忌の理解　　　　　　　　0　　　1　　　2　　　3
  - ・　直腸診後挿入(＋2)　直腸診せずに挿入(＋1)　　Foley 無し(0)
  - ・　★Foley の禁忌は？(＋1)　 (前立腺高位浮動、陰嚢血腫、尿道出血など)
19. その他　　　　　　　　　　　　　　　　　　　　　0　　　1　　　2
  - ・　背中の診察 （＋1）
  - ・　外科＆脳神経外科コンサルト→緊急手術(＋1)
  - ・　★外科医と脳外科医のどちらが先に手術を行うべきか？答え:**ショックの治療が先！** (＋1)
  - ・　※止血術として TAE は重要(特に小児では)。ただしこの症例は高齢であり、高度脾損傷のため開腹術が望ましい。開腹術後に開頭術を。

全体
20. 全体の印象(滑らか、適切、紳士的)各 1 点　　　　　0　　　1　　　2　　　3

F: Finger&Tube
　全ての穴に指と管
I: iv & im
X: X-ray, (CT)
E: ECG
S: Splint

/ 55

【テーマ】
　ショックと切迫する D が共存する場合はショックの治療を優先することを指導すること
　止血術　vs　頭部 CT の是非についてディスカッションできること

Lesson from OSCE3

by H. Hayashi, MD

● ABC＞D の法則　重症頭部外傷（脳ヘルニアサイン）があっても・・・

- ☑ BP＜100mmHg　　　　　ABC の治療を優先　（CT に行ってはダメ）
- ☑ BP＞100mmHg　　　　　D の評価・治療（頭部 CT）を
- ☑ BP が出血のため不安定で、輸血などでなんとか 100mmHg を保たれれば
  　　　　　　　　　　　→脳外科医と相談して、さっと頭部 CT を撮り、そのまま止血へ
- ◎ ショック、低酸素があると、頭部外傷の死亡率は3倍↑
- ◎ 高血糖、高体温も予後に悪影響！

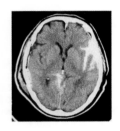

● ショック患者の瞳孔所見は当てにならない！

BPs	瞳孔異常がでる確率
60〜90mmHg	53%
60mmHg	65%

● Euvolemic and hyperosmolar　・・・Mannitol

- ☑ ICP が高い場合　　　　Mannitol を投与（1g/kg 5 分で）
- ☑ Mannitol で即脱水はない（脳から水を引く）。浸透圧をやや高めに保つ（300〜320mOsm）

● 頭蓋底骨折のサイン

raccoon's eye（パンダの目）	鼓膜内血腫	髄液鼻漏・耳漏
Battle's sign（耳介後部の血腫）	強膜下出血	telocanthus（内眼角間距離の開大）

● CT 撮影を考慮する場合は・・・
覚え方「**TRAUMA ABCDEs**」

Toddler	（＜2歳）	**A**ltered level of consciousness	意識障害（GCS<15）、意識消失
Repeated vomiting	頻回嘔吐	**B**attered child、**B**leeding	小児虐待、出血傾向（ワーファリン）
Accelerated headache	増強する頭痛	**C**onvulsion	外傷後痙攣
Unknown mechanism	受傷機転不明	**D**rug, EtOH	中毒、アルコール
Multiple trauma	多発外傷	**E**lderly	高齢者
Amnesia	健忘	**s**kull fx	頭蓋骨骨折、頭蓋底骨折（疑）、陥没骨折（疑）

TRAUMA ABCDE s

Step Beyond Resident 頭はやっぱり大事だよ！〜頭部外傷編〜（レジデントノート　2003 年 6 月号）

メモ

メモ

Primary-care Trauma Life Support　第2版
―元気にする外傷ケア

2012 年　5 月 15 日　第 1 版第 1 刷
2021 年 11 月　1 日　第 1 版第 8 刷
2023 年　5 月 25 日　第 2 版第 1 刷ⓒ

監　　修　箕輪良行
編　　者　今　明秀・林　寛之・水嶋知也
発 行 人　小林俊二
発 行 所　株式会社シービーアール
　　　　　東京都文京区本郷 3-32-6　〒 113-0033
　　　　　☎(03)5840-7561(代)　Fax(03)3816-5630
　　　　　E-mail　sales-info@cbr-pub.com
　　　　　ISBN978-4-908083-86-0　C3047
　　　　　定価は裏表紙に表示
印 刷 製 本　三報社印刷株式会社
ⓒYoshiyuki Minowa 2023